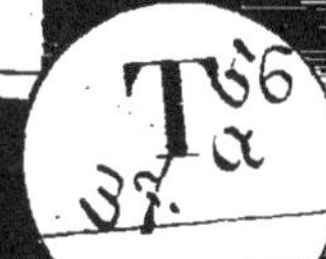

PUBLICATIONS DU *PROGRÈS MÉDICAL*

LYMPHATIQUES

DES

ORGANES GÉNITAUX DE LA FEMME

PAR

Le Dr Paul POIRIER
Professeur agrégé,
Chef des travaux anatomiques,
Chirurgien des hôpitaux.

PARIS

AUX BUREAUX DU
PROGRÈS MÉDICAL
14, rue des Carmes, 14

E. LECROSNIER & BABÉ
ÉDITEURS
Place de l'École-de-Médecine

1890

56
a

LYMPHATIQUES

DES

ORGANES GÉNITAUX DE LA FEMME

PRINCIPAUX TRAVAUX DU MÊME AUTEUR

Le tubercule du sein chez la femme et chez l'homme. — *Arch. gén. de médecine*, janvier 1882.

Les tumeurs du sein chez l'homme. — Th. Doctorat, 1883.

Traumatismes cérébraux. — Leçons du Pr Duplay ; *Progrès médical*, 1883.

Contribution à l'anatomie du genou, avec figures. — *Progrès médical*, 1886.

Bourses séreuses du genou, avec figures. — *Arch. gén. de médecine*, 1886.

Bourses séreuses de la région poplitée ; — *Pathogénie des kystes poplités*, avec figures. — *Arch. gén. de méd.*, 1886.

Vaisseaux lymphatiques du larynx. — *Ganglion pré-laryngé*, avec figures. — *Progrès médical*, 1887.

Du développement des membres. — Th. d'agrégation, 1886. Avec figures (Asselin et Houzeau, édit.).

Notes anatomiques sur l'aisselle. — *Progrès médical*, 1888.

L'entorse du coude par abduction forcée, avec figures. — *Progrès médical*, 1888.

Quadriceps crural, avec figures. — *Progrès médical*, 1888.

Le doigt à ressort ; physiologie pathologique ; théorie articulaire, avec figures. — *Arch. génér. de médecine*, août et septembre 1889.

Sur un cas de cartilage branchial, en coll. avec Retterer, avec figures. — *Journ. de l'Anatomie*, 1890.

Lymphatiques des organes génitaux de la femme, avec figures. — *Progrès médical*, 1889, nos 47, 48, 49, 51.

Du rôle des lymphatiques dans les inflammations de l'utérus, des annexes et du péritoine pelvien. — *Progrès médical*, 1890.

Cranio-topographie, avec figures.

La clavicule, ses articulations ; bourses séreuses des ligaments trapezoïde et conoïde, avec figures. — *Journ. de l'Anat.*, 1890.

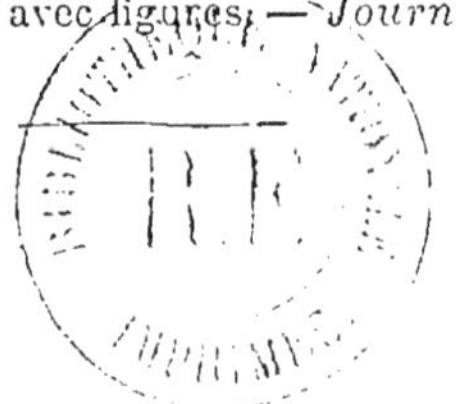

PUBLICATIONS DU *PROGRÈS MÉDICAL*

LYMPHATIQUES

DES

ORGANES GÉNITAUX DE LA FEMME

PAR

Le Dr Paul POIRIER

Professeur agrégé,
Chef des travaux anatomiques,
Chirurgien des hôpitaux.

PARIS

AUX BUREAUX DU
PROGRÈS MÉDICAL
14, rue des Carmes, 14

E. LECROSNIER & BABÉ
ÉDITEURS
Place de l'École-de-Médecine

1890

A MON MAÎTRE

Le Professeur P. SAPPEY (de l'Institut)

Hommage très respectueux et très affectueux

Paul POIRIER

LYMPHATIQUES

DES

ORGANES GÉNITAUX DE LA FEMME

Les *Lymphatiques de l'Utérus* ont beaucoup préoccupé les anatomistes et les gynécologistes dans ces vingt dernières années ; ils ont été l'objet d'un grand nombre de travaux importants. Les lymphatiques de l'ovaire et de la trompe ont été moins étudiés.

Ayant reçu comme sujet de pièces au concours pour la place de chef des travaux « *les lymphatiques de l'appareil génital de la femme* », j'ai commencé ce travail pendant l'été de 1887 et, depuis, j'ai continué ces recherches qui m'avaient fort intéressé. Il se trouve maintenant que j'ai injecté, puis disséqué ces lymphatiques sur plus de 300 sujets de tout âge. Peu à peu je suis devenu moins maladroit dans ce travail délicat et je suis en mesure aujourd'hui de présenter des résultats certains. Cependant la besogne n'est point complètement achevée : si j'ai pu faire la lumière sur certains points, il en est d'autres sur lesquels mon attention a été appelée et qui demanderont des recherches de contrôle. En raison même de ceci, je me suis cru obligé à donner çà et là quelques indications relatives au procédé que j'ai employé.

J'ai eu recours uniquement au procédé des injections par le mercure. La technique de ces injections est connue : on la trouve clairement exposée dans le magnifique traité d'anatomie du Professeur Sappey. En cette occasion, ce maître éminent et bienveillant m'a donné de précieux conseils dont je ne saurais trop le remercier. Le procédé des injections par le mercure est passible d'un grand nombre de reproches ; il compte au moins autant d'avantages ; l'un des moins négligeables est de permettre la conservation et par suite le contrôle des pièces obtenues. J'ai essayé quelques autres procédés ; ils m'ont paru moins satisfaisants ; la faute en est sans doute à mon inhabileté.

I. — Vaisseaux lymphatiques du vagin.

Les vaisseaux lymphatiques du vagin sont extrêmement nombreux. Ils naissent des deux tuniques qui composent la paroi de ce conduit et sont ainsi disposés en deux couches ou réseaux : le réseau muqueux et le réseau musculaire.

J'ai injecté ces lymphatiques sur des sujets de tout âge ; s'il est juste de dire que l'injection réussit mieux sur les très jeunes sujets, il faut ajouter qu'elle n'est ni impossible ni même très difficile à obtenir sur les sujets adultes ou âgés. Voici comment je conseille de procéder pour injecter ces vaisseaux dans leur totalité et surtout pour suivre leurs troncs jusqu'aux ganglions dans lesquels ils se rendent.

Il faut que l'organe reste en place et garde autant que possible ses rapports normaux. Pour cela, après avoir détaché toutes les parties molles qui forment la paroi antérieure des régions hypogastrique et pubienne, on abat à l'aide de quatre traits de scie, portant sur les branches horizontales du pubis et les branches ascendantes de l'ischion, toute la partie antérieure de la ceinture pelvienne ; puis, prenant avec une pince la vessie, on la détache avec beaucoup de précaution, ainsi que l'urèthre, de la paroi vaginale antérieure. La paroi antérieure du vagin et l'utérus se présentent alors intacts au premier plan. Avec des ciseaux à extrémité arrondie, la paroi antérieure du vagin est alors incisée sur la ligne médiane et suivant l'axe antéro-postérieur, depuis le bulbe du vagin jusqu'à l'insertion de ce conduit sur le col. Pour éviter que le mercure ne s'échappe par les nombreux lymphatiques ouverts au cours de cette incision, je conseille de promener sur les lèvres de l'incision un stylet rougi ou la lame d'un thermo-cautère. — Il convient encore avant de procéder à l'injection de bien nettoyer la muqueuse vaginale avec un linge un peu rude ou même avec l'ongle pour enlever les nombreuses couches de l'épithélium qui la recouvre. Sans cette dernière précaution l'orifice du tube à injection court risque d'être bouché dès la première piqûre ; il faut alors recommencer plus loin ou à côté. La pression nécessaire pour réussir l'injection varie avec les sujets : très faible chez les enfants (8 à 10 centimètres de mercure), elle doit parfois être beaucoup augmentée chez l'adulte. La piqûre doit être faite très superficiellement pour injecter le réseau de la muqueuse ; et plus profondément pour celui de la tunique musculaire ; quelquefois, surtout chez l'enfant, une seule piqûre sera suffisante pour injecter tout le vagin, mais le plus souvent deux ou trois piqûres, en des points divers, seront nécessaires, pour faire une injection complète : dans ces cas, il est indispensable de boucher, par une légère cautérisation avec l'extrémité rougie d'un stylet, les trous faits par les précédentes piqûres. Si une ou plusieurs piqûres restent sans effet, on renouvellera la tentative jusqu'à ce qu'on voie le mercure se répandre dans le réseau lymphatique et envahir ce réseau avec la rapidité que l'on sait ; alors la pression devra être diminuée et l'œil, surveillant attentivement les côtés du vagin, ne tardera pas à voir un ou deux filets de mercure courir sur les parois

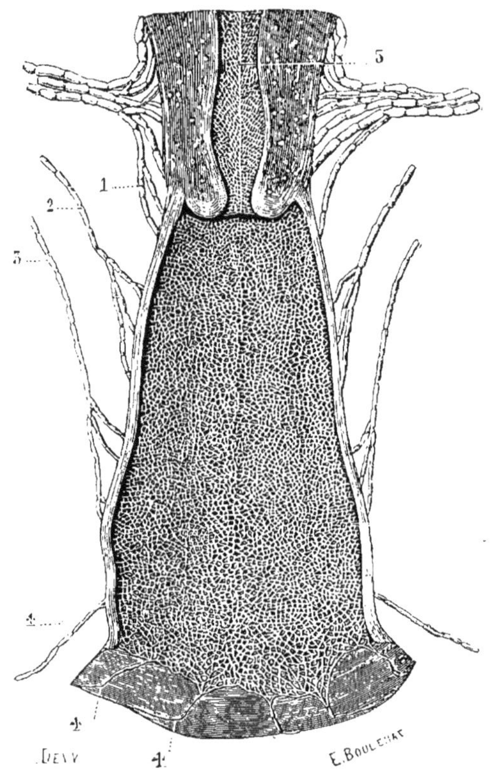

Fig. I. — *Lymphatiques du vagin.* — 1. Lymphatiques nés du tiers supérieur du vagin et s'unissant aux vaisseaux lymphatiques émanés du col utérin. — 2. 3. Lymphatiques nés du tiers moyen du vagin, se rendant isolément dans le ganglion le plus inférieur du plexus iliaque. — 4. Lymphatiques de la portion vulvaire du vagin se rendant au groupe interne des ganglions inguinaux.

latérales du vagin dans les troncs émergents et gagner les ganglions. Au cours de l'injection deux ou trois troncs ouverts par le bistouri qui a détaché la vessie donneront lieu à des fuites qu'une cautérisation légère arrêtera aisément.

Le réseau de la muqueuse est d'une extrême richesse et ses mailles sont tellement fines que le mercure qui les a envahies paraît, à première vue, former une couche continue à la surface de la muqueuse sous l'épithélium. Les mailles du réseau de la tunique musculaire sont beaucoup plus grandes et formées par des lymphatiques plus gros. Ces deux réseaux communiquent entre eux. La Figure I ne donne qu'une faible idée de la valeur du réseau lymphatique de la muqueuse vaginale ; le but de cette figure est d'ailleurs moins de montrer le réseau lymphatique du vagin, semblable en tout à beaucoup d'autres, que de mettre en relief les directions que prennent les troncs qui viennent de ce réseau.

Les lymphatiques nés du réseau musculaire apparaissent sur la face externe du vagin, et sur la ligne médiane postérieure ils forment par leurs anastomoses un ou deux gros troncs médians qui suivent la direction de l'organe, placés dans le tissu cellulaire qui sépare le vagin du rectum ; ces troncs présentent de place en place des dilatations ampullaires.

Les vaisseaux qui reçoivent les lymphatiques du vagin doivent être divisés en trois groupes : supérieur, moyen et inférieur.

Le groupe inférieur comprend les lymphatiques venus de cette partie du vagin qui avoisine immédiatement la vulve; il est, des trois groupes de lymphatiques vaginaux, le moins développé, ne comprenant guère que cette partie du vagin intermédiaire au conduit vaginal et à la vulve, la cloison hyménéale ou son emplacement en un mot. En effet, dans leur ensemble, les lymphatiques vaginaux sont des lymphatiques pelviens et se rendent à des ganglions pelviens. Sur les enfants la séparation du vagin et de la vulve est très nette : si l'on pique en dedans de la cloison hyménéale le mercure gagne des vaisseaux se rendant à des ganglions pelviens ; si l'on pique la face externe (vulvaire) de cette cloison, on injecte des vaisseaux qui se rendent aux ganglions inguinaux. Chez la femme adulte, la division est moins tranchée : sur les confins de la vulve et du vagin une piqûre heureuse injecte tantôt des vaisseaux pelviens, tantôt des vaisseaux inguinaux, ce qui résulte des anastomoses si nombreuses entre les vaisseaux lymphatiques du vagin et de la vulve. Avec les restrictions que je viens d'indiquer on peut continuer de dire que les lymphatiques de la partie tout à fait inférieure (vulvaire) du vagin se rendent par deux ou trois troncs (4, 4, 4, de la Fig. I) au groupe vulvaire des ganglions inguinaux. Mais il faut qu'il soit bien entendu que le système lymphatique du vagin est tributaire dans son ensemble des lymphatiques pelviens ; et cela est conforme à ce que nous apprend le développement de l'organe, bien étudié par mon savant maître et ami Budin.

Le groupe supérieur des vaisseaux lymphatiques, nés des réseaux vaginaux, comprend deux ou trois vaisseaux qui se détachent du tiers supérieur de l'organe et de son insertion au col utérin (1 de la Fig. I), se portent en haut et en dehors pour s'unir aux gros vaisseaux lymphatiques nés du col utérin et se rendent avec ceux-ci aux ganglions du plexus iliaque. Je n'ai jamais rencontré de ganglions le long de ces vaisseaux.

Entre ces deux groupes se place un groupe moyen, qui n'a point encore attiré l'attention des anatomistes, à ma connaissance du moins. Ce groupe moyen naît des réseaux lymphatiques de toute la partie moyenne du vagin ; il comprend deux ou trois vaisseaux qui cheminent d'abord sur les côtés du vagin puis sur les côtés de la cloison recto-vaginale et gagnent, en suivant la direction de l'artère vaginale qu'ils côtoient sur la plus grande partie de son trajet, le ganglion inférieur du plexus iliaque. Je dis dès maintenant que le ganglion inférieur de ce plexus, qui reçoit les lymphatiques nés de la partie moyenne du vagin, est situé à l'origine même de l'artère vaginale, au niveau de la partie moyenne de la grande échancrure sciatique,

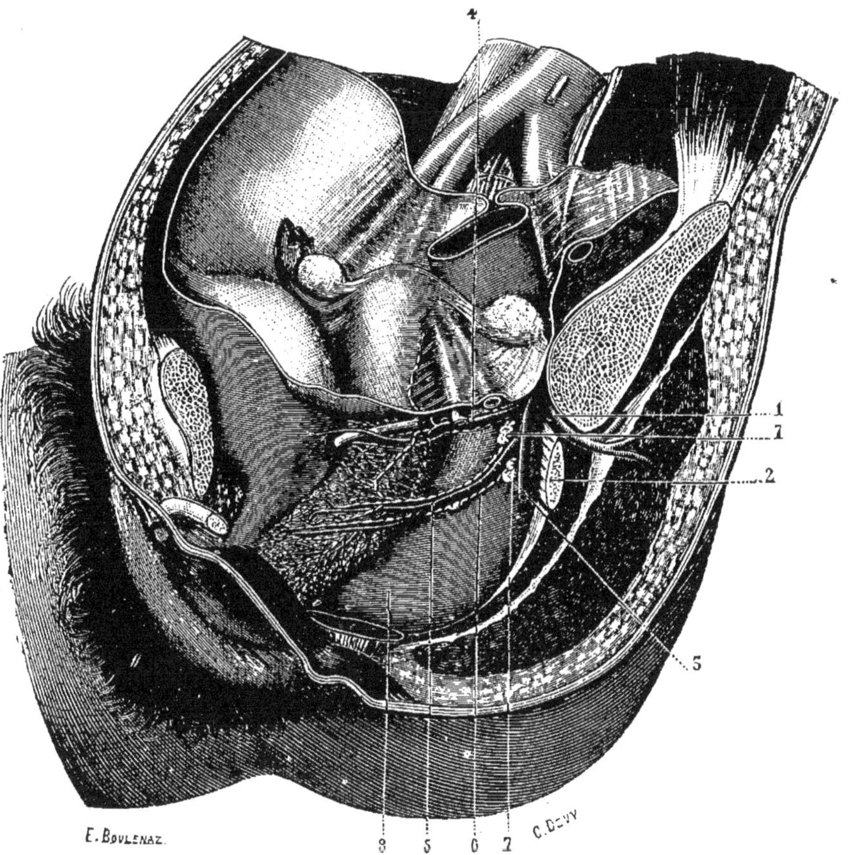

Fig. 11. — Lymphatiques du tiers moyen du vagin et ganglions dans lesquels ils se rendent. — 1. Artère fessière. — 2. Nerf sciatique. — 3 et 4. Ganglion vaginal. — 5 Artère vaginale. — 6. Vaisseaux lymphatiques qui se rendent au ganglion vaginal.

en rapport en dehors avec le nerf sciatique et en dedans avec le tissu cellulaire qui double la paroi du rectum. Quelquefois ce ganglion est double.

La Fig. II a été faite simplement pour montrer ce groupe moyen des lymphatiques vaginaux et les ganglions auxquels ils se rendent. Elle est la représentation très exacte d'une des pièces que j'ai déposées au musée Orfila. Je possède dans mon laboratoire d'autres pièces qui montrent également ces ganglions recevant les lymphatiques de la portion moyenne du vagin. Cette disposition est constante; je l'ai vérifiée plus de trente fois et fait vérifier par des collaborateurs habiles et non prévenus. (MM. Jacob et Béchet, internes très distingués de nos hôpitaux, m'ont beaucoup aidé dans toutes ces recherches que je n'aurais pu, sans leur aide, poursuivre sur un aussi grand nombre de sujets).

Deux fois sur une trentaine de cas, j'ai rencontré le long des vaisseaux nés du tiers moyen du vagin un ganglion plus petit, situé près de leur origine, au niveau de la cloison recto-vaginale; M. Jacob l'a rencontré une fois. Mais la disposition que je décris et que la figure II représente est la disposition normale.

Je la résume : les lymphatiques nés de la partie moyenne du vagin donnent naissance de chaque côté à 2 vaisseaux, qui, suivant le trajet de l'artère vaginale, se rendent à un ou deux ganglions situés sur les côtés du rectum, dans les angles du bouquet artériel que forment la vaginale, l'ombilicale et la honteuse interne. La connaissance de cette disposition a une certaine importance : elle conduit à chercher par le toucher rectal l'adénite qui complique les inflammations du vagin et elle fait comprendre la fréquence et le pourquoi de l'ouverture de certaines collections purulentes dans la cavité du rectum.

II. — Vaisseaux lymphatiques de l'Utérus.

Les vaisseaux lymphatiques de l'utérus naissent de la couche muqueuse et de la couche musculeuse. A ces lymphatiques la plupart des auteurs ajoutent des lymphatiques de la couche sous-séreuse de l'utérus et ils décrivent sous ce nom les lymphatiques superficiels, c'est-à-dire les gros troncs venus de la profondeur de l'organe et qui cheminent dans le tissu sous-séreux pour gagner les vaisseaux et les ganglions. Mais, des troncs collecteurs émergents ne constituent point des origines lymphatiques et il n'y a pas lieu de maintenir cette division.

En revanche, il est un groupe important de lymphatiques utérins naissant de la couche sous-endothéliale du péritoine qui revêt l'organe. Ces réseaux lymphatiques du péritoine utérin constituent un chapitre des plus intéressants dans l'histoire des lymphatiques utérins ; les ayant bien vus et étant en mesure de démontrer leur existence, j'essaierai d'en donner une description complète.

Je décrirai donc successivement : *a*) les lymphatiques qui naissent de la couche muqueuse ; *b*) les lymphatiques de la couche musculeuse ; *c*) les lymphatiques superficiels ou lymphatiques du péritoine utérin. — Avant d'entrer dans la description de chacun de ces groupes, je tiens à mettre en relief cette particularité sur laquelle j'aurai souvent l'occasion d'insister : *les lymphatiques utérins, tant superficiels que profonds, s'anastomosent entre eux dans toutes les parties de l'organe.*

a). *Lymphatiques de la couche muqueuse.* — Je suis arrivé un certain nombre de fois à injecter au mercure, dans leur totalité, les lymphatiques de la muqueuse utérine ; cependant, je n'ai point fait dessiner les réseaux lymphatiques de cette muqueuse parce qu'il m'a été impossible de conserver aucune des préparations que j'avais réussies. En effet, les lymphatiques de la muqueuse utérine sont d'une fragilité extrême, comme la muqueuse elle-même, et aussitôt que la pression est devenue assez forte pour permettre au mercure d'envahir la totalité du réseau, les vaisseaux crèvent en plusieurs points et se vident. Il n'en va pas de même des lymphatiques de la muqueuse du col; celle-ci, plus dense, loge des lymphatiques plus résistants et je possède 2 préparations sèches sur lesquelles on peut voir les lymphatiques de la muqueuse du col injectés au mercure.

Lymphatiques de la muqueuse du col. — Pour la description même du réseau lymphatique de la muqueuse utérine, je ne puis mieux faire que répéter ici ce qu'en a dit le Pr Sappey, dans son Anatomie des Vaisseaux Lymphatiques : « Pour observer le réseau lymphatique sur les parois de la cavité du col on incise sa paroi antérieure et, après avoir écarté largement les deux bords de l'incision, on dirige la pointe du tube sur la colonne médiane de sa paroi postérieure. Lorsque l'opération réussit, le réseau lymphatique de la muqueuse apparait instantanément sur toute la longueur de la muqueuse du col, se continuant inférieurement avec celui de la muqueuse du museau de tanche. » Ce réseau est d'une incomparable richesse.

Lymphatiques de la muqueuse du corps. — C'est au même procédé qu'il faut recourir pour injecter le réseau lymphatique de la muqueuse du corps ; la piqûre directe de cette muqueuse ne donne point de résultats ou ne donne que des résultats très incomplets : à peine trois ou quatre mailles ont-elles été injectées que des ruptures se font sur plusieurs points dans le réseau lymphatique de cette muqueuse trop friable. C'est donc en piquant la muqueuse du col que l'on pourra voir (et je l'ai vu pour ma part au moins 5 ou 6 fois) le réseau se prolonger sur les parois de la cavité du corps utérin et envahir la totalité de l'organe. C'est encore au Pr Sappey que revient l'honneur d'avoir ainsi, le premier, injecté le réseau lymphatique de la muqueuse utérine.

Ce réseau, continu avec celui de la muqueuse du col, est beaucoup moins riche ; les capillaires qui le forment ont un volume plus considérable et limitent des mailles plus grandes.

Quiconque voudra répéter ces injections, pourvu qu'il ait, par l'habitude, acquis quelque habileté, pourra ainsi prendre une vision rapide du réseau lymphatique de la muqueuse utérine.

Ainsi tombent, les assertions de Pierre Fridolin (de Saint-Pétersbourg) et de Léopold (de Leipzig), d'après lesquels le système lymphatique de la muqueuse utérine *ne serait pas représenté par des vaisseaux cylindriques, mais bien par des lacunes ou vides lymphatiques.*

b). Lymphatiques de la couche musculeuse. — Le réseau que forment les vaisseaux lymphatiques dans l'épaisseur de la tunique musculaire de l'utérus est tellement riche et développé qu'une piqûre faite au hasard, en un point quelconque dans l'épaisseur de cette tunique, et *sous une pression suffisante*, le pénètre aussitôt et fait apparaître à la surface de l'organe un ou plusieurs vaisseaux qui se remplissent de mercure jusqu'à leur terminaison. Si l'utérus a été préalablement plongé pendant une heure dans de l'eau à 40 degrés, de façon à rendre à ses parois leur souplesse normale, il est bien rare que, dès la première piqûre, on n'injecte point tout ou partie du réseau lymphatique musculaire. Cependant il est des lieux d'élection où les piqûres se montrent plus particulièrement heureuses : à cet égard, le col et les cornes utérines doivent être placés au premier rang. Si l'on vient à enfoncer profondément dans l'épaisseur du col la pointe d'un tube chargé de mercure, sous une pression de 20 à 30 centimètres, on voit presque aussitôt apparaître sur tout le pourtour du col de très nombreux vaisseaux lymphatiques qui émergent de toute la périphérie du col, cheminent en s'anastomosant dans le tissu cellulaire qui sépare l'utérus de la vessie en avant et du cul-de-sac péritonéal en arrière et se réunissent pour former deux ou trois gros troncs ; ceux-ci se dégagent des côtés

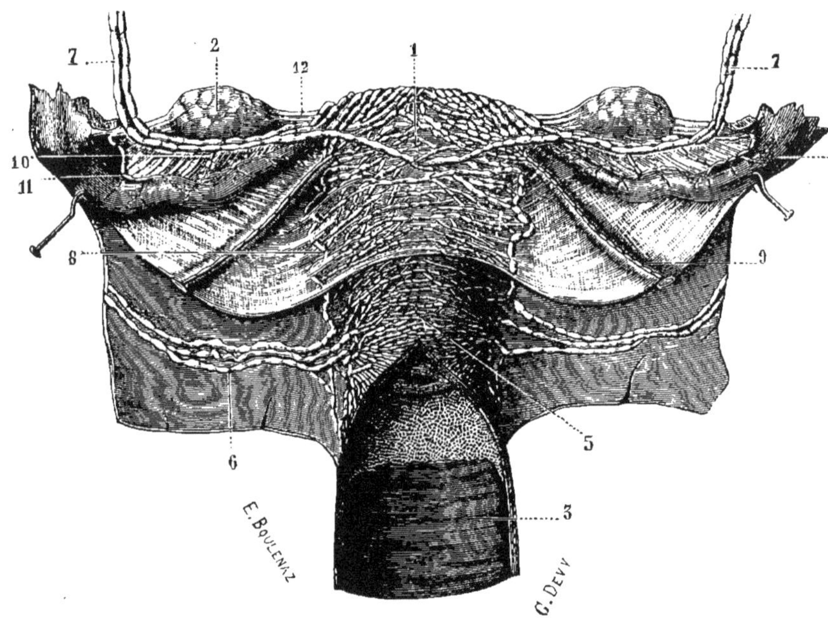

Fig. III. — *Vaisseaux lymphatiques de l'utérus.* — 1. Lymphatiques venant du corps et du fond de l'utérus. - 2. Ovaire. — 3. Vagin. — 4. Trompe — 5. Lymphatiques venant du col utérin. - 6. Vaisseaux lymphatiques venant du col utérin et se rendant aux ganglions iliaques. — 7. Vaisseaux lymphatiques, venant du corps et du fond de l'utérus et se rendant aux ganglions lombaires. — 8. Grande anastomose unissant les vaisseaux du col et du corps utérin. — 9. Petit vaisseau lymphatique situé dans le ligament rond et se rendant aux ganglions inguinaux. — 10, 11. Vaisseaux lymphatiques de la trompe allant se jeter dans les gros vaisseaux lymphatiques nés du corps utérin. — 12. Ligament de l'ovaire.

du col et se placent autour de l'artère utérine pour l'accompagner dans son trajet où nous les suivrons bientôt (Fig. III, 5).

Une piqûre profonde dans l'un des angles utérins injecte immédiatement de très gros troncs qui apparaissent dans le tissu sous-séreux, convergent vers l'origine utérine de la trompe et s'engagent au nombre de deux ou trois dans l'épaisseur du bord supérieur du ligament large pour cheminer au-dessous de l'ovaire et de la trompe (Fig. III, 7). Lorsque, après ces piqûres heureuses, le mercure apparaît dans les vaisseaux lymphatiques efférents de l'organe, il est indispensable d'abaisser beaucoup la pression ; sans cette précaution le mercure crève les vaisseaux, à peine à leur sortie de l'organe, et il devient impossible de suivre leur trajet et d'aboutir avec eux aux ganglions dans lesquels ils se rendent.

Ces précautions s'appliquent particulièrement aux injections d'utérus adultes ; sur l'enfant, il suffit d'une seule piqûre, avec faible pression, sur le fond de l'utérus pour injecter tout le système lymphatique de l'organe, y compris les vaisseaux efférents et leurs ganglions.

Le système lymphatique de la couche musculaire de l'utérus est beaucoup plus développé que le système sanguin. En quelque endroit que l'on pique, ce sont presque toujours des vaisseaux lymphatiques qui s'injectent. Quelquefois, 1 fois sur 10 environ, la piqûre porte sur un vaisseau sanguin, veineux en général, et le mercure apparaît dans les veines de la périphérie ; mais, son mélange avec le sang ainsi que la forme et l'épaisseur du vaisseau ainsi injecté ne permettent pas l'erreur.

c). *Lymphatiques de la couche séreuse de l'utérus.* — Lorsque l'on vient à piquer très superficiellement le péritoine qui recouvre l'utérus, en introduisant la pointe effilée du tube très obliquement, de façon à pénétrer dans la couche sous-endothéliale, sans aller jusqu'au tissu cellulaire qui unit le péritoine à l'utérus, on injecte assez facilement de beaux réseaux lymphatiques à mailles extrêmement fines. Ces réseaux de la couche sous-endothéliale sont tellement superficiels qu'ils dessinent leur saillie sur la surface lisse du péritoine, n'étant recouverts que par le feuillet endothélial de celui-ci.

Je possède dans mon laboratoire plusieurs pièces humides sur lesquelles ce réseau superficiel se montre parfaitement injecté ; son injection est d'ailleurs, je le répète, assez facile. Il n'y a aucun doute à conserver sur la nature des vaisseaux ainsi injectés ; leur forme, la façon dont le mercure les envahit, et leur continuité avec de gros troncs lymphatiques ne permet pas l'hésitation.

Ils forment sur le péritoine utérin de riches réseaux constitués par les anastomoses des capillaires lymphatiques. Leur situation est extrêmement superficielle : ils sont immédiatement sous-jacents à l'endothélium péritonéal : le mercure qui les remplit brille avec un éclat tel qu'on croirait qu'il s'est échappé des vaisseaux et coule à la surface de l'organe. Il n'en est rien : il s'agit bien d'un réseau capillaire sous-endothélial ; en effet, au fur et à mesure que l'injection se poursuit, le métal injecte de nouveaux réseaux ; des troncules plus gros se détachent et gagnent vers la profondeur les gros troncs sous-séreux qui s'injectent à leur tour. Bientôt, on peut voir les deux réseaux superposés : le réseau sous-séreux composé par les gros troncs qui sortent de l'organe et le réseau superficiel formé par des capillaires extrêmement fins.

Les communications entre ce réseau superficiel, sous-endothélial, et les lymphatiques profonds, sont fréquentes ; elles se font par l'intermédiaire de petits troncs qui se détachent du réseau superficiel pour gagner les gros lymphatiques sous-séreux. Il m'est arrivé parfois d'injecter un petit territoire du réseau superficiel par une piqûre profonde qui avait rempli les gros vaisseaux de l'organe ; mais l'inverse se voit d'ordinaire, c'est-à-dire que le mercure, lorsqu'il a rempli une étendue plus ou moins grande du réseau superficiel, se rend toujours dans les gros lymphatiques sous-séreux.

Ce réseau superficiel, que j'appelle réseau du péritoine utérin, existe sur toute la partie de l'utérus qui est recouverte par le péritoine : en avant, en arrière et sur le fond ; en dehors, il se continue sur le péritoine qui revêt les trompes dans toute leur étendue ; sur les côtés, il cesse à quelques millimètres des bords de l'utérus.

Par ces résultats qui me démontraient l'existence d'une couche de lymphatiques que je ne connaissais pas, je fus conduit à rechercher si ces lymphatiques superficiels n'avaient pas déjà été observés. J'ai donc consulté les anatomistes qui se sont plus spécialement occupés de cette question, et voici ce que j'ai trouvé. Les auteurs anciens Morgagni, Cruiksank, Mascagni, n'en font point mention. Les modernes décrivent sous le nom de lymphatiques sous-séreux les gros vaisseaux venus de la profondeur de l'organe et qui n'ont rien de commun avec les lymphatiques superficiels, dont j'affirme l'existence.

Lucas-Championnière décrit des lymphatiques superficiels dans les termes suivants : « Partis des parois utérines, les vaisseaux du corps ont une disposition assez différente de celle des vaisseaux sanguins ; ils se dirigent directement vers la surface externe de l'utérus et rampent alors en se dirigeant vers les angles de l'utérus ; ils sont, dans ce trajet, sous-péritonéaux, ou séparés du péritoine par une mince couche de tissu musculaire, de telle sorte qu'on aperçoit parfaitement par transparence leur couleur jaunâtre lorsqu'ils sont remplis de pus. » — C'est bien là la description des gros troncs sous-séreux.

Ces lymphatiques ne sont pas davantage ceux que Fridolin et Léopold ont décrit sous le nom de lymphatiques de la couche sous-séreuse. Fridolin, qui a plus particulièrement étudié les lymphatiques de la couche

IMPRIMÉS

musculeuse sur l'utérus gravide, décrit un réseau superficiel : « Les lymphatiques superficiels ne prennent aucune part à la constitution des réseaux situés dans l'épaisseur de l'organe, ils sont en très petite quantité comparativement aux vaisseaux sanguins, et leur volume dans la couche sous-séreuse est à peu près le même que celui des vaisseaux sanguins correspondants. Chacun de ces vaisseaux sanguins est accompagné par un ou deux vaisseaux lymphatiques. » Fridolin décrit évidemment, et avec raison, sous le nom de lymphatiques sous-séreux, les gros troncs sortis de l'utérus et cheminant dans le tissu sous-séreux de l'organe pour gagner les vaisseaux efférents; le volume, la situation et le trajet des vaisseaux qu'il décrit ne laissent aucun doute à cet égard.

Peut-être Léopold s'approche-t-il davantage de la vérité anatomique lorsqu'il conclut : « Au-dessous de la séreuse, il n'y a que des vaisseaux (pas de lacunes) lymphatiques qui sont placés dans le tissu conjonctif de cette membrane et y forment de grands réseaux d'un aspect caractéristique. Leur nombre est sensiblement moindre que celui des vaisseaux sanguins, placés au-dessus d'eux ; mais en revanche le calibre des vaisseaux sanguins placés *au-dessus* d'eux est beaucoup plus considérable (jusqu'à 8 ou 10 fois par places) que celui des vaisseaux sanguins. » Mais à bien lire, on juge par le siège qu'il assigne à ces vaisseaux, *au-dessous des vaisseaux sanguins*, et le calibre énorme qu'il leur donne, qu'il entend parler des gros lymphatiques cheminant dans le tissu sous-séreux, et non des *réseaux capillaires lymphatiques du péritoine utérin*, si fins et si superficiellement placés qu'ils chagrinent la surface péritonéale et font penser que le mercure sorti de la séreuse coule à sa surface.

En revanche, il paraît certain que Vladislas Mierzejewski a vu en partie ces lymphatiques séreux. Dans ses *recherches sur les lymphatiques utérins*, cet auteur signale des « *lymphatiques séreux*, ou plus justement des *anses séreuses* qui dessinent dans la séreuse utérine un réseau assez mal délimité, à larges mailles fort irrégulières ou seulement des séries d'anses partant des vaisseaux sous-séreux. » Il insiste sur la finesse de leur calibre et leur situation très superficielle. Mierzejewski, qui a constaté ces anses séreuses sur des utérus de vaches et de juments, ne les a jamais trouvées sur les chiennes, les cobayes, ni les truies. Il n'en est pas moins vrai qu'il a vu et injecté au bleu de Prusse acidulé, des lymphatiques séreux sur certains animaux. Les planches annexées au travail montrent bien les lymphatiques avec leurs valvules et ne laissent place à aucun doute. Sans doute, et la faute en est au procédé employé. Mierzejewski n'a vu que bien incomplètement le réseau si riche du péritoine utérin, mais il l'a vu. Mieux servi par un procédé incontestablement meilleur, j'ai pu injecter ce réseau en totalité sur l'utérus de la femme en dehors de l'état de gestation et je suis en mesure d'affirmer son existence et de la démontrer, car la préparation est facile.

Mon maître, le Pr Sappey, n'admet pas, comme on sait, les lymphatiques des membranes séreuses ; il pense que les lymphatiques qu'on y rencontre en certains points appartiennent en réalité aux organes sous-jacents et que là où les séreuses ne recouvrent aucun organe, elles ne présentent point de vaisseaux de cet ordre. Et la conviction du savant maître est basée sur un fait vrai et d'observation facile : l'insuccès absolu de toute piqûre dans le péritoine lorsque celui-ci ne recouvre point un organe pourvu de vaisseaux lymphatiques.

Cependant les réseaux que j'ai injectés et ceux que Mierzejewski a injectés, par un procédé différent, sur les utérus de certains animaux appartiennent, à n'en pas douter, au péritoine qui recouvre l'utérus. Mais encore, je présenterai plus loin un fait qui me parait de nature à mettre hors de doute l'existence des lymphatiques du péritoine utérin. Rien n'est plus fréquent que de rencontrer des utérus reliés aux organes voisins par des adhérences larges, minces, transparentes. Ces adhérences sont revêtues d'une couche endothéliale que la nitratation met facilement en évidence. Or, toutes les fois que l'on injecte les lymphatiques superficiels de l'utérus, on voit le mercure envahir les adhérences qui paraissent essentiellement formées par un magnifique réseau de capillaires lymphatiques ; et, ces capillaires, pour qu'on ne puisse mettre en doute leur nature, vont se rendre dans de gros troncs lymphatiques et jusqu'aux ganglions voisins.

Pour moi, le fait est hors de doute : le péritoine qui recouvre l'utérus et la trompe présente, dans sa couche profonde, un réseau très riche de capillaires lymphatiques en communication avec les lymphatiques profonds de l'organe. Qui ne voit déjà l'importance de ce réseau pour le retentissement des inflammations de l'utérus du côté de la séreuse qui enveloppe son corps !

Tels sont les lymphatiques à leur origine dans les différentes couches de l'utérus et le péritoine utérin ; je vais maintenant les prendre à leur émergence et les conduire jusqu'aux ganglions dans lesquels ils se rendent.

Les lymphatiques nés des réseaux musculaires et muqueux de l'utérus apparaissent en troncs plus ou moins gros sur toute la périphérie de l'organe ; rien n'est plus intéressant que de les voir sourdre et se dégager de la profondeur de l'organe pour cheminer dans le tissu cellulaire qui l'entoure (voir *Fig.* III). Ils s'anastomosent fréquemment entre eux et forment autour de l'organe de nombreux anneaux lymphatiques ; mais leur disposition, leur trajet et leurs terminaisons varient suivant les points de l'organe d'où ils émanent.

D'une façon générale, on peut les diviser en lymphatiques provenant du col utérin et lymphatiques provenant du corps utérin ; ils forment deux groupes bien distincts reliés par de larges anastomoses.

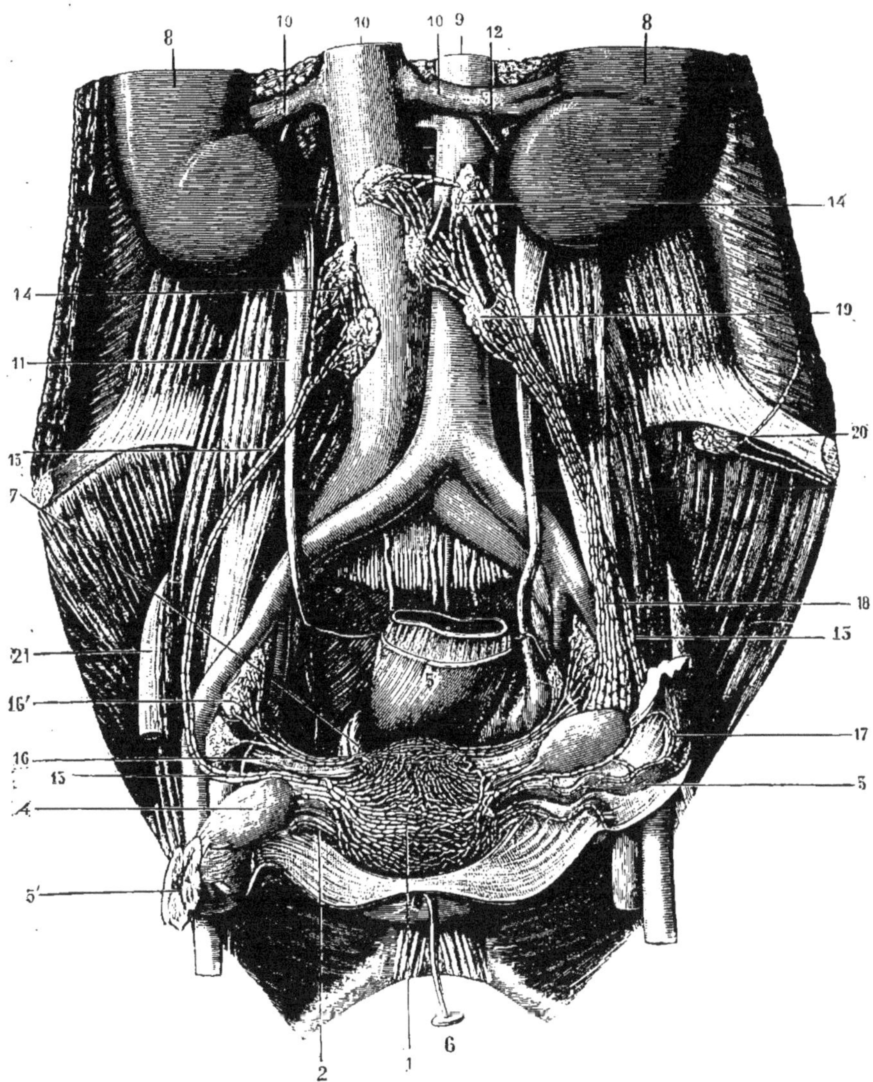

Fig. IV. — 1. Utérus renversé en avant. — 2. Ligament rond avec son lymphatique. — 3. Trompe. — 4. Ovaire. — 5. Pavillon de la trompe. — 6. Vessie erignée. — 7. Ligaments utéro-sacrés. — 8, 8. Reins. — 9. Aorte. — 10. Veine cave et veines rénales. — 11. Uretères. — 12. Anastomose de la veine rénale avec les veines lombaires et vertébrales. — 13. Deux vaisseaux nés du corps utérin et de la moitié droite se rendant aux ganglions lombaires, situés au-devant de la veine cave et recevant les lymphatiques du corps utérin. — 15. Vaisseaux lymphatiques de la moitié gauche du corps utérin. — 16. Vaisseaux lymphatiques du col utérin se rendant à : — 16 ganglions, situés entre l'iliaque interne et l'hypogastrique et recevant les lymphatiques du col utérin. — 17. Lymphatiques de la trompe. — 18. Vaisseaux lymphatiques nés de l'ovaire gauche et se rendant à : — 19 ganglions lombaires qui reçoivent les lymphatiques ovariens. — 20. Ganglion lymphatique. — 21. Nerf crural,

Vaisseaux lymphatiques du col utérin. — Les vaisseaux lymphatiques, nés des couches muqueuse et musculaire du col utérin, apparaissent sur toute la périphérie du col (5 *Fig.* III) où leurs ramuscules forment de véritables cercles lymphatiques à direction transversale; ils cheminent dans le tissu cellulaire péri-utérin où ils s'anastomosent pour former des vaisseaux de plus en plus gros, recevant souvent le long de leur trajet des rameaux lymphatiques émergeant de l'épaisseur du col; enfin, ils convergent vers les parties latérales du col et se réunissent pour former de chaque côté deux ou trois gros troncs lymphatiques qui se placent autour des vaisseaux utérins (artère et veines utérines) et se dirigent avec ceux-ci transversalement en dehors.

Ces vaisseaux, au nombre de deux ou trois, et quelquefois 4 de chaque côté, ont un volume remarquable. Chacun d'eux a le volume de l'artère utérine; ils sont pourvus de valvules dont la concavité est tournée en dehors. Ces gros troncs lymphatiques accompagnent les vaisseaux sanguins autour desquels ils sont placés; ils passent ainsi avec l'artère utérine en arrière de l'uretère. Ils suivent le bord inférieur du ligament large occupant l'interstice des deux feuillets péritonéaux qui se relèvent à ce niveau pour former ce ligament. Je ne saurais préciser leur situation par rapport aux vaisseaux utérins, car ils sont intimement unis au paquet vasculaire que forment l'artère et ses veines, et, de ce fait, leur dissection devient assez pénible. Enfin, les vaisseaux lymphatiques se dirigent, avec les vaisseaux utérins, transversalement en dehors pour gagner la paroi latérale du bassin, puis un peu en haut et en arrière pour se jeter dans les ganglions lymphatiques situés dans l'angle de bifurcation de l'artère iliaque primitive. On voit ainsi que, dans la première partie de leur trajet, ils suivent le bord inférieur (périnéal) du ligament large, tandis que dans la seconde ils occupent le bord latéral ou pelvien de ce ligament, pour se rendre dans leurs ganglions.

Ganglions qui reçoivent les lymphatiques venus du col. — Les ganglions auxquels se rendent les lymphatiques nés du col sont situés dans l'angle de bifurcation de l'iliaque primitive ; ils sont généralement au nombre de deux ou trois. Le plus élevé de ces ganglions, qui est aussi le plus gros, occupe le sommet de l'angle que forment l'iliaque externe et l'hypogastrique ; il répond au détroit supérieur du bassin et recouvre en partie la veine iliaque externe. Les deux autres ganglions, de volume moindre, sont placés le long et en avant de l'artère hypogastrique, par conséquent dans la cavité pelvienne, et appliqués à la paroi interne de celle-ci, au niveau du bord externe ou pelvien du ligament large (16 de la Fig. IV). Le ganglion qui reçoit les lymphatiques de la portion moyenne du vagin fait suite à ceux que je viens de décrire : il est situé plus bas encore, dans l'excavation pelvienne, au milieu du bouquet des branches de l'hypogastrique. Donc, les ganglions qui reçoivent les lymphatiques du col sont situés en partie dans l'excavation pelvienne et appliqués sur la paroi externe du bassin avec les vaisseaux sanguins auxquels ils sont contigus ; leur chaîne s'étend depuis l'angle de bifurcation de l'iliaque primitive, jusqu'à la terminaison de l'hypogastrique. Ils peuvent donc être sentis par un toucher vaginal ou rectal profond, intentionnellement dirigé en haut et en dehors vers les parois de l'excavation pelvienne. A l'état normal, on n'arrive point à sentir ces ganglions, mais, que leur volume vienne à être quelque peu augmenté, et ils deviendront perceptibles, non seulement par le toucher vaginal, mais encore par la palpation profonde de la fosse iliaque au niveau du détroit supérieur.

Bien plus, des bords de l'utérus aux parois pelviennes sur lesquelles ces ganglions sont appliqués, la distance est courte, variant de 3 à 5 centimètres, et l'on comprend qu'un ganglion hypertrophié puisse venir presque au contact de l'utérus. Nombre de chirurgiens ont trouvé, au cours d'opérations, de ces ganglions malades venus au contact de l'utérus; les autopsies en ont fourni de très nombreux exemples. Et, toujours, dans ces cas, on a dit: voilà le ganglion du col. D'ailleurs, la question a peu d'importance au point de vue de l'anatomie pathologique, et je n'insisterais pas tant si je n'avais eu pour but, dans ce travail, d'établir l'anatomie normale des lymphatiques utérins. J'ajoute encore que ces ganglions font partie du grand *plexus lymphatique iliaque.*

Je n'ai point fait représenter ce plexus lymphatique iliaque parce qu'il est dans tous les livres et dans toutes les mémoires : il suffit de fermer les yeux pour voir ce long chapelet de ganglions énormes occupant la moitié interne de la fosse iliaque, descendant avec l'hypogastrique dans la cavité pelvienne et se poursuivant jusqu'aux ganglions lombaires tout le long des vaisseaux ; depuis le gros ganglion que loge le canal crural jusqu'aux ganglions lombaires et à la citerne de Pecquet, la chaîne ganglionnaire est continue et chacun de ces ganglions échange avec ses voisins des anastomoses énormes : piquez au hasard l'un de ces ganglions, il s'injecte aussitôt et des troncs énormes s'en échappent de tous côtés pour injecter les ganglions placés au-dessous et au-dessus. Ce que fait le mercure, la lymphe le doit faire bien plus facilement : je donnerai plus loin d'autres preuves d'une circulation récurrente dans le système lymphatique, et l'on n'aura plus lieu d'être surpris du retentissement des affections du col dans certains ganglions lymphatiques qui, normalement, ne reçoivent pas les lymphatiques venus du col.

Telle est, constante, je le puis affirmer pour l'avoir vérifiée plus de cent fois, la disposition normale des vaisseaux lymphatiques nés du col utérin. Toujours, les lymphatiques émanés du col se rendent, suivant le trajet que j'ai indiqué et figuré, aux ganglions situés dans l'angle de bifurcation de l'iliaque primitive et le long de l'hypogastrique. Jamais ils ne se dévient en avant pour se jeter dans un ganglion sous-pubien (?). Je tiens à dire, à ce propos, qu'il n'y a pas de ganglion lymphatique dans le trou sous-pubien ni au voisinage immédiat de l'orifice interne du canal sous-pubien ; le ganglion lymphatique le plus rapproché de l'orifice interne du canal sous-pubien en est distant d'au moins 15 à 20 millimètres, étant situé le long du bord interne de la veine iliaque et faisant partie du chapelet des ganglions iliaques externes qui reçoivent les lymphatiques profonds de la région antérieure de la cuisse. A trois centimètres en arrière du trou sous-pubien on trouve ordinairement un autre ganglion accolé tantôt au nerf obturateur, tantôt à la veine obturatrice. Ce dernier ganglion fait suite aux vaisseaux lymphatiques venus de la région interne et profonde de la cuisse par le trou sous-pubien. Mais, dans le trou sous-pubien ou à son voisinage immédiat, il n'y a point normalement de ganglions lymphatiques. Il est juste de dire que les ganglions qui sont le plus rapprochés de ce trou, faisant partie du chapelet des ganglions iliaques externes, sont placés en dedans de la veine iliaque, ils sont ainsi situés dans la cavité même du bassin, près de son bord supérieur, en contact avec la face postérieure du pubis, mais ils ne reçoivent pas d'autres lymphatiques que ceux qui viennent des régions profondes de la cuisse. Ils ne font donc point partie du système lymphatique utérin. Cela ne veut pas dire qu'ils ne puissent pas s'enflammer et suppurer en même temps que les ganglions utérins auxquels ils sont reliés par de nombreuses et grosses anastomoses qui font, de la région des vaisseaux iliaques, un vaste plexus lymphatique d'une richesse extrême. C'est pourquoi, je pense que la théorie de l'adéno-phlegmon juxta-pubien n'est point aussi éloignée de la vérité que le pourrait faire croire l'erreur anatomique sur laquelle elle est basée. Je m'expliquerai plus loin à ce sujet.

Au cours de nombreuses dissections, je n'ai rencontré qu'une seule fois un ganglion très petit à l'orifice interne du canal sous-pubien, sur le trajet des vaisseaux lymphatiques obturateurs ; j'ai présenté cette anomalie à la *Société anatomique.* — Cependant, l'atlas de Bourgery Bernard et Jacob représente, sur la fig. 1 de la planche 88, un ganglion assez gros situé juste à l'entrée du trou sous-pubien ; la légende qui accompagne la figure ne fait point mention de ce ganglion qui ne se rencontre, je le répète, que comme une anomalie extrêmement rare et qui n'est jamais en rapport avec le système lymphatique utérin.

J'arrive à un point très controversé de l'anatomie des lymphatiques utérins. Y a-t-il sur le col ou près de ce col un ganglion lymphatique ? M. Lucas-Championnière, qui a appelé l'attention sur ce point anatomique dans sa thèse sur les lymphatiques utérins et la lymphangite utérine, le définit en ces termes : « J'ai vu souvent, et je l'ai fait dessiner, un ganglion placé sur le côté et en arrière du col au-dessus du cul-de-sac vaginal latéral. » Depuis, nombre d'anatomistes, et des plus autorisés, en tête desquels il convient de citer le professeur Sappey, ont cherché ce ganglion et ne l'ont point trouvé. Je suis en mesure d'affirmer que ce ganglion n'existe pas, au moins normalement ; sans doute, une anomalie est possible, surtout dans l'anatomie des lymphatiques ; encore, je doute que M. Lucas-Championnière ait rencontré une anomalie de ce genre, puisqu'il dit avoir vu *souvent* ce ganglion, et je soupçonne que, ayant surtout utilisé pour ses recherches les utérus injectés par la lymphangite puerpérale, il aura vu un noyau inflammatoire en ce point où les lymphatiques abondent et parfois se pelotonnent. J'ai regardé le dessin qu'il donne de ce ganglion et ma conviction s'est accrue qu'il s'agissait bien là d'un lymphatique enflammé, épaissi et dilaté. Pour ma part, je n'ai jamais rencontré ce ganglion, bien qu'ayant disséqué ou injecté à l'heure actuelle plus de 300 utérus. Je ne puis comprendre que la discussion ait duré si longtemps sur un point si facile à élucider : — s'il y a un ganglion, il est facile de le montrer.

Ce qui existe, et M. Lucas-Championnière l'a bien vu, c'est un plexus lymphatique au voisinage du col. Cette particularité des lymphatiques utérins est fort intéressante, non seulement au point de vue anatomique, mais encore au point de vue pathologique. L'ayant vérifiée un très grand nombre de fois, et ayant été assez heureux pour conserver les pièces injectées, j'ai fait représenter dans les Fig. V et VI la disposition des lymphatiques utérins au niveau du col.

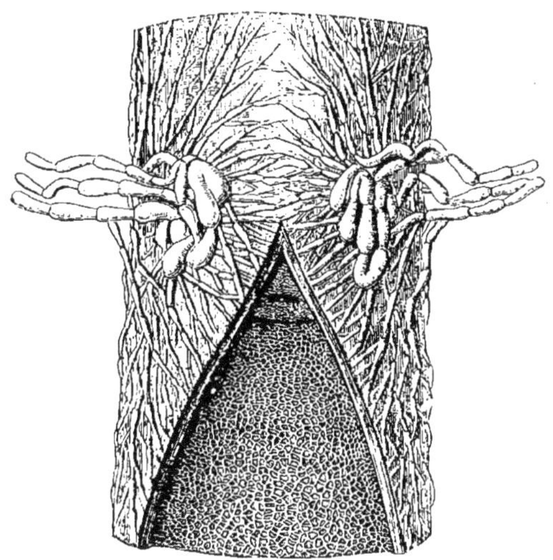

Fig. V. — Utérus d'enfant. — Plexus lymphatique du col. — Disposition normale.

La *Fig.* V représente une disposition qui est normale chez l'enfant et que chacun peut aisément vérifier ; il suffit de piquer le col utérin pour voir aussitôt le mercure remplir les vaisseaux du col, s'attarder un instant au niveau du plexus où les lymphatiques paraissent se pelotonner et reprendre sa marche jusqu'aux ganglions iliaques où il s'arrête définitivement. Il va sans dire que je me suis assuré, et à maintes reprises, que ce plexus ne cachait pas un ganglion.

Chez l'adulte, on ne retrouve que rarement la même disposition, mais quelquefois celle représentée fig. VI; on voit sur cette figure que le peloton lymphatique est un peu reporté en dehors, sur les côtés du col, au niveau du cul-de-sac vaginal. On observe également des dispositions intermédiaires, soit une anse ou une dilatation sur le trajet des vaisseaux. Et cette particularité anatomique donne lieu à un épisode fort intéressant, à mon avis, au cours des injections pratiquées sur les lymphatiques utérins. Lorsqu'on pique le col utérin, sur un adulte, avec le tube à injection, il est nécessaire, pour que le métal pénètre le système lymphatique de l'organe dense, d'employer une pression assez forte (30 à 40 centimètres de mercure); au bout d'une minute ou deux, si la piqûre est heureuse, on voit le mercure apparaître dans les vaisseaux de la surface du col; ces vaisseaux, difficiles à suivre dans leurs sinuosités au milieu du tissu cellulaire, se gonflent et l'injection s'arrête. L'opérateur novice se croit alors obligé d'augmenter la pression, une rupture se fait et le mercure s'épanche sur les côtés du col, à la base du ligament large. Cette histoire fut celle de mes premières tentatives, et pendant des semaines j'ai désespéré de suivre les lymphatiques au-delà de l'utérus. Puis l'expérience m'apprit qu'il fallait donner au mercure le temps de remplir les vaisseaux dilatés qui forment plexus et que, loin d'augmenter la pression, il fallait, au contraire, la diminuer et prendre patience. En effet, au sortir du tissu utérin, les lymphatiques, dont la paroi est si mince, manquent tout d'un coup de soutien et leur rupture devient des plus faciles.

Ne semble-t-il pas que ces particularités anatomiques aident à comprendre les empâtements des culs-de-sac dans l'angioleucite utérine et les abcès angioleucitiques dans le tissu cellulaire si lâche que parcourent les vaisseaux avant d'arriver à leurs ganglions?

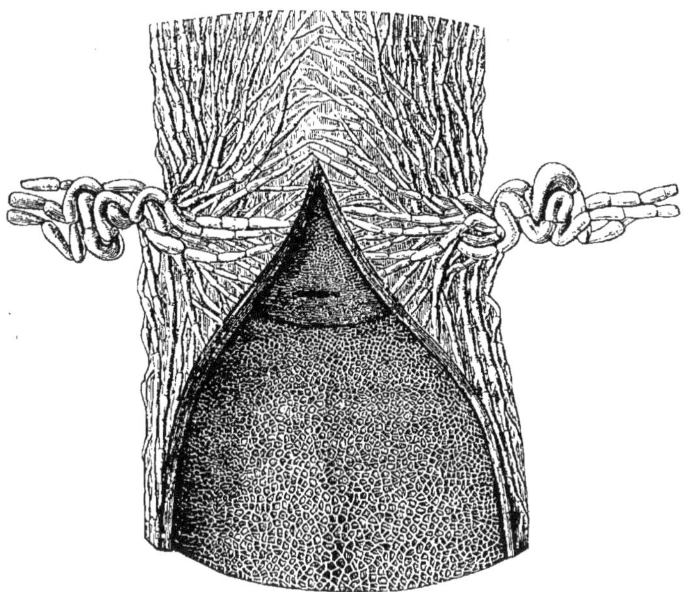

Fig. VI. — Lymphatiques du col utérin et du tiers supérieur du vagin. — Le peloton qu'ils forment parfois sur les côtés du col.

Je me suis demandé le pourquoi de cet enroulement des lymphatiques au niveau du col. Peut-être en faut-il chercher la raison dans ce fait que le col est soumis, au cours de la vie génitale, à des alternatives de dilatation et de retrait auxquels il peut satisfaire grâce à la disposition de ses vaisseaux. C'est une règle constante d'anatomie que les organes qui doivent subir des alternatives de dilatation et de retrait, ou des changements de positions, soient pourvus de vaisseaux sinueux dont l'allongement permettra le changement de volume de l'organe ou son déplacement sans tiraillement vasculaire ; témoin la flexueuse artère splénique, les artères thyroïdiennes et tant d'autres ; je ne vois guère d'autre raison à la disposition hélicine des vaisseaux dans les organes érectiles. Le système lymphatique n'a point de raison d'échapper à cette règle. G. Marchant a signalé, à la base du gland, un enroulement des lymphatiques, duquel je ne vois pas d'autre explication à donner.

Lymphatiques du corps utérin. — Les lymphathiques nés du corps et du fond de l'utérus apparaissent à la superficie de l'organe, dans le tissu qui le relie au péritoine ; on voit aisément leurs gros troncs soulevant la séreuse péritonéale, et au fur et à mesure que l'injection se complète on constate, tant sur la face antérieure que sur la postérieure, qu'ils se réunissent en vaisseaux de plus en plus volumineux, convergeant vers les angles utérins pour former enfin deux gros vaisseaux lymphatiques de chaque côté. La Figure III montre ces gros vaisseaux superficiels et l'on peut voir les gros vaisseaux de la face postérieure de l'utérus contourner le fond de l'organe pour se réunir aux troncs de la face antérieure et former avec eux les vaisseaux efférents. Ceux-ci (7 de la figure III), nés ainsi de la convergence des troncs lymphatiques du corps et du fond de l'utérus, s'engagent immédiatement dans le bord supérieur du ligament large, et s'accolent à l'artère utéro-ovarienne, dont ils suivent le trajet pour remonter jusqu'aux ganglions lombaires dans lesquels ils se rendent.

On a tant parlé, dans ces derniers temps, de la propagation des inflammations de l'utérus à l'ovaire et à la trompe par la voie ou grâce au voisinage des lymphatiques, qu'il importe de préciser le trajet de ces vaisseaux. Ils sont au nombre de deux, rarement trois, de chaque côté ; leur diamètre varie entre 1 et 2 millimètres ; ils sont donc notablement plus gros que l'artère utéro-ovarienne qu'ils accompagnent. Ils sont situés dans l'épaisseur du bord supérieur du ligament large, au fond du sillon que forment l'aileron de la trompe et l'aileron ovarien, par conséquent plus rapprochés de l'ovaire que de la trompe logée dans l'aileron moyen plus haut et plus mobile. Ils sont donc beaucoup plus rapprochés de l'ovaire que de la trompe dont ilsreçoivent deux ou trois troncs lymphatiques (Fig. III).

Leur direction est d'abord franchement horizontale ; ils passent ainsi sous le hile de l'ovaire et entrent en contact avec les nombreux lymphatiques qui sortent de ce hile ; il m'a paru qu'il n'y avait là que simple contact entre les lymphatiques utérins et les lymphatiques ovariens ; l'anastomose entre les lymphatiques de ces deux organes se fait beaucoup plus loin et plus haut. S'il en était autrement et si, comme on l'a dit, les lymphatiques nés du corps utérin s'anastomosaient au niveau du hile ovarien avec les lymphatiques de l'ovaire, toujours le mercure, qui a tant de peine à remonter les lymphatiques utérins dans leur trajet vers les lombes, se déverserait dans la voie si large des lymphatiques ovariens. Or, cela n'arrive jamais, et voici ce qui se passe toujours. Lorsqu'on pique le fond de l'utérus, le mercure met un certain temps à remplir les lymphatiques du corps, puis il apparaît dans les gros troncs des angles et s'engage de chaque côté dans les vaisseaux efférents. Ici, il importe de prendre patience et de diminuer la pression, sous peine d'une rupture qui se fait souvent et par les mêmes raisons que j'ai exposées à propos des lymphatiques du col. Après un temps d'arrêt plus ou moins long, l'injection reprend son cours, bientôt les vaisseaux se dégagent du ligament large, apparaissent sous le péritoine de la fosse iliaque et remontent jusqu'aux ganglions lombaires, avec les vaisseaux utéro-ovariens. Vers le milieu de ce trajet, au niveau d'une ligne transversale passant par le corps de la 5e vertèbre lombaire, on est tout surpris de voir le mercure s'introduire dans un ou plusieurs lymphatiques qui suivent un trajet parallèle à ceux de l'utérus et quelquefois même redescendre vers l'ovaire sur une longueur de deux ou trois centimètres. C'est en ce point, et non ailleurs, que se fait l'anastomose des lymphatiques utérins et ovariens ; jusque-là ils cheminaient côte à côte, mais restaient indépendants ; au delà, les 7 ou 8 vaisseaux lymphatiques qui viennent de l'ovaire et les deux vaisseaux qui viennent du corps de l'utérus transportent une lymphe commune, car ils se sont largement anastomosés, au point que j'ai dit.

La figure IV, reproduction très exacte de préparations humides que je conserve dans mon laboratoire, montre du côté droit les deux gros lymphatiques de la moitié gauche du corps utérin montant isolément vers les ganglions lombaires ; du côté gauche, on peut voir le faisceau des vaisseaux lymphatiques ovariens montant parallèlement aux lymphatiques venus de la moitié gauche de l'utérus ; ces derniers se mêlent aux lymphatiques ovariens au niveau d'une ligne horizontale passant par le corps de la cinquième vertèbre lombaire ; c'est là que se fait l'anastomose.

Les *ganglions lombaires*, auxquels se rendent, en suivant le trajet des vaisseaux utéro-ovariens, les lymphatiques nés du corps et du fond de l'utérus (*Fig.* IV) sont situés au niveau de l'extrémité inférieure du rein, au-devant de la veine cave et de l'aorte enveloppant ces vaisseaux, sur lesquels ils sont appliqués, de leurs multiples anastomoses. Les ganglions placés le plus bas reçoivent plus particulièrement les lymphatiques utérins, les ganglions placés immédiatement au-dessus sont plus particulièrement en rapport avec les lymphatiques venus de l'ovaire ; mais, en raison de l'anastomose constante entre les vaisseaux lymphatiques de l'utérus et ceux de l'ovaire, il est assez rare que l'on n'injecte que les ganglions utérins; d'ordinaire le mercure s'engage, à partir de l'anastomose, dans la partie supérieure des troncs lymphatiques venus de l'ovaire, et tout le plexus ganglionnaire se trouve injecté.

Je n'ai représenté sur la figure IV que les ganglions en rapport immédiat avec les lymphatiques utérins et ovariens, tenant à préciser et à figurer exactement ce que j'ai tant de fois bien vu; il convient toutefois d'ajouter qu'entre les deux groupes de ganglions qui reçoivent les lymphatiques utérins, s'étend une chaîne non interrompue de ganglions situés au-devant des vaisseaux iliaques primitifs de la veine cave et de l'aorte. — J'ai déjà insisté, en parlant des ganglions lymphatiques du col, sur le nombre et la grosseur des troncs anastomotiques qui unissent entre eux tous ces ganglions.

Quelques lymphatiques de l'utérus se rendent encore aux ganglions de l'aine par le ligament rond de l'utérus. On peut les voir représentés sur la *Fig.* III (n° 9).

J'ignorais l'existence de ces lymphatiques dont les classiques ne font point mention, lorsqu'un jour, en injectant les lymphatiques de l'utérus sur un enfant de quelques mois, je vis avec surprise un fin vaisseau se dessiner sur le ligament rond et le suivre jusque dans l'orifice interne du canal inguinal; une autre fois le mercure prit la même voie des deux côtés et gagna par le canal inguinal, en suivant toujours le ligament rond, un ganglion de l'aine. Plus tard, en lisant les traités de Mascagni, j'ai vu que cet habile anatomiste connaissait ces vaisseaux. Ils sont fort grêles et l'injection ne les pénètre que très rarement ; on arrive assez facilement à les injecter sur une longueur de 2 à 3 centimètres, puis l'injection s'arrête ; il ne m'est arrivé que trois fois de les poursuivre jusqu'aux ganglions dans lesquels ils se rendent ; deux fois je les ai vus se rendre par le trajet inguinal dans un ganglion du pli de l'aine ; dans le troisième cas, le vaisseau unique abandonnait le ligament rond à son entrée dans le trajet inguinal pour descendre dans un ganglion placé au-devant des vaisseaux iliaques sous l'arcade de Fallope. — La connaissance de ce petit groupe de lymphatiques utérins rend bien compte de ces faits dans lesquels Cruveilhier et d'autres ont noté l'engorgement des ganglions inguinaux au cours de certaines affections utérines.

Pour ma part, ayant eu l'occasion de faire l'autopsie d'un cancer mélanique qui avait envahi la totalité de l'utérus, j'ai constaté que les ganglions qui reçoivent des lymphatiques émanés de l'utérus étaient frappés de la même dégénérescence ; leur coloration noirâtre permettait de les distinguer très facilement ; or, en même temps que des ganglions iliaques et lombaires dégénérés, je constatai à droite et à gauche un ganglion inguinal tuméfié et noirâtre.

Les lymphatiques qui suivent le ligament rond pour se rendre aux ganglions inguinaux naissent de cette partie de l'utérus qui répond à l'insertion même de ce ligament : l'inflammation ou la dégénérescence des ganglions inguinaux au cours d'une affection utérine permet donc de penser que l'affection occupe la partie antérieure et supérieure du corps de l'organe.

Nous avons vu que les lymphatiques venus du corps utérin et ceux venus du col affectent un trajet spécial et se rendent dans des ganglions spéciaux ; les premiers accompagnent les vaisseaux utéro-ovariens, les seconds sont satellites de l'artère utérine et de ses grosses veines ; les uns, au nombre de deux ou trois suivent le bord supérieur du ligament large, les autres, au nombre de trois ou quatre, suivent le bord inférieur de ce ligament ; entre ces deux groupes, je n'ai jamais vu un seul vaisseau lymphatique dans l'épaisseur du ligament large. Mais, ces deux groupes sont unis l'un à l'autre, d'abord par de nombreux vaisseaux dans l'épaisseur de l'organe et à sa superficie, sur les confins du col et du corps, au niveau de l'isthme ; mais, de plus, une très large anastomose, constituée par un gros vaisseau fluxueux, suivant, sur les parties latérales du corps utérin, les flexuosités de l'artère utérine va de l'un à l'autre groupe, comme le montre la *Fig.* III (8). Cette anastomose est constante, elle existe des deux côtés comme je l'ai fait représenter : le plus souvent elle est constituée par un vaisseau unique, aussi gros que l'artère utérine et muni de valvules ; quelquefois elle est double et constituée alors par deux vaisseaux de moindre calibre.

Les valvules que l'on voit très nettement sur cette grosse anastomose bilatérale ont leur concavité tournée vers le fond de l'utérus ; donc, normalement, la circulation s'y doit faire du col vers le fond de l'utérus. Mais j'incline de plus en plus à penser qu'il ne faut pas exagérer l'importance de la direction des valvules dans le système lymphatique, car il m'est arrivé souvent, sur des utérus d'enfants, d'injecter tout le système, y compris la grosse anastomose, par une seule piqûre portant sur le fond de l'organe.

III. — LYMPHATIQUES DE LA TROMPE.

Je suis arrivé, un certain nombre de fois, à injecter dans leur totalité les lymphatiques de la trompe : l'opération est difficile étant donné le peu d'épaisseur de la paroi du conduit ; c'est pourquoi je conseille d'injecter au préalable la trompe avec du suif (1) : il est alors plus facile d'introduire le tube dans l'épaisseur de la

(1) J'ai injecté au suif un grand nombre de trompes et j'ai remarqué, au cours de ces injections, un certain nombre de particularités qui n'ont pas laissé que de me surprendre. Je noterai entre autres le peu de résistance du conduit : dès que la trompe est remplie, pour peu que l'on continue l'injection, fût-ce en poussant très

paroi sans la perforer. Les résultats que j'ai obtenus sont indiqués sur la figure III, (n°s 10 et 11); on voit que les lymphatiques nés des parois du conduit tubaire vont se rendre, par deux ou trois troncules inclus dans l'aileron tubaire, dans les gros troncs lymphatiques (7, 7) qui conduisent la lymphe des parties supérieures de l'utérus aux ganglions lombaires. Ces troncules, au nombre de 2 ou 3 de chaque côté, suivent dans l'aileron le trajet des vaisseaux sanguins, branches de l'artère et des veines utéro-ovariennes. Ils sont munis de valvules dont la concavité est tournée vers les gros troncs dans lesquels ils se jettent et dont ils ne sont que des branches collatérales. Un de ces troncules suit ordinairement la frange tubo-ovarienne.

Il est certain que les lymphatiques tubaires reproduisent à leur origine la disposition des lymphatiques utérins, c'est-à-dire qu'ils naissent des trois couches du conduit. J'ai essayé d'injecter isolément les réseaux lymphatiques dans les trois couches du conduit. J'ai pu injecter sur la gaine séreuse un réseau capillaire qui continue celui du péritoine utérin, mais il m'a été impossible d'injecter le réseau de la muqueuse. Des rai-

---

légèrement, la paroi tubaire cède vite et cette rupture se fait toujours au même point, au niveau de l'ampoule, tout près de l'orifice péritonéal, et toujours la rupture se fait sur le bord adhérent du conduit, là où le feuillet séreux qui enveloppe la trompe s'adosse à lui-même pour former l'aileron de la trompe, de telle sorte que le suif s'épanche dans cet aileron dont il dédouble les feuillets. Si l'on jugeait d'après ces résultats, on devrait tenir la trompe pour un conduit peu dilatable, alors que les salpingites la dilatent parfois jusqu'à lui donner le volume de l'intestin grêle : cette contradiction s'explique peut-être par ce fait que j'ai injecté des trompes qui avaient macéré pendant un certain temps dans du chloral. — Une autre particularité que les injections mettent bien en relief, c'est la petitesse de l'orifice abdominal de la trompe : cet orifice qui occupe le centre ou sommet du pavillon n'a guère que 2 millimètres de diamètre, tandis que l'ampoule qu'il termine ainsi brusquement n'a pas moins de 8 à 10 millimètres en moyenne. Cette étroitesse aide à comprendre l'obstruction fréquente dans les salpingites.

sons tirées de l'anatomie générale, de l'anatomie comparée et de l'embryologie permettent d'affirmer que les réseaux lymphatiques de la muqueuse tubaire continuent ceux de la muqueuse utérine, mais je ne puis en donner la preuve directe. Les anatomo-pathologistes ont noté que les éléments embryonnaires, dans les salpingites, suivent le plus souvent le trajet des vaisseaux lymphatiques. (Cornil et Terrillon, in *Arch. de Phys.*, 1887).

IV. — LYMPHATIQUES DES OVAIRES.

« L'extrême abondance des conduits de la lymphe dans les ovaires est un des traits les plus caractéristiques de leur constitution. » Ainsi s'exprime sur les lymphatiques de l'ovaire le Pr Sappey qui a injecté, décrit et figuré les ramuscules disposés en réseau autour

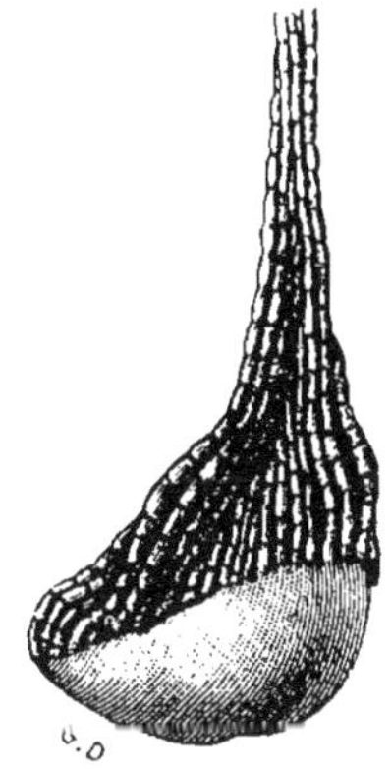

Fig. VII. — Lymphatiques de l'Ovaire (Enfant de 6 ans)

des ovisacs. Aussi bien je ne veux pas revenir sur un point d'anatomie parfaitement élucidé. Je désire seulement présenter, dans les Fig. VII, VIII et IX, le hile lymphatique de l'ovaire et les vaisseaux qui en partent. Ces figures feront mieux comprendre qu'une longue des-

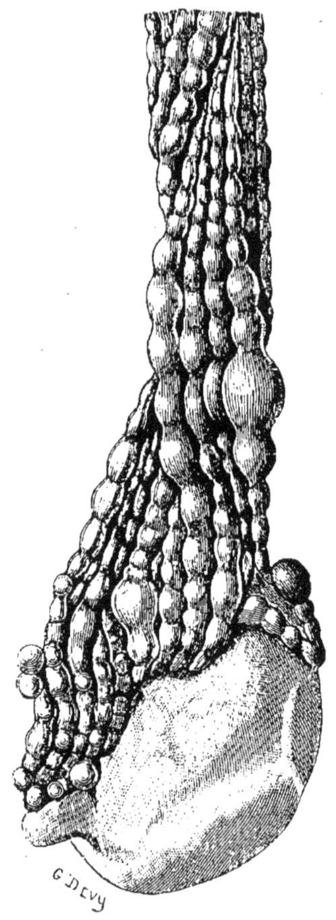

Fig VIII.— *Lymphatiques de l'Ovaire* (Adulte état normal).

cription l'importance du système lymphatique de l'ovaire. Je ne connais aucun organe dans l'économie qui puisse être comparé à l'ovaire, sous ce rapport. Certes les conduits de la lymphe sortent nombreux du testicule ; le nombre et le volume de ces conduits suscitent l'étonnement, eu égard au petit volume de l'organe

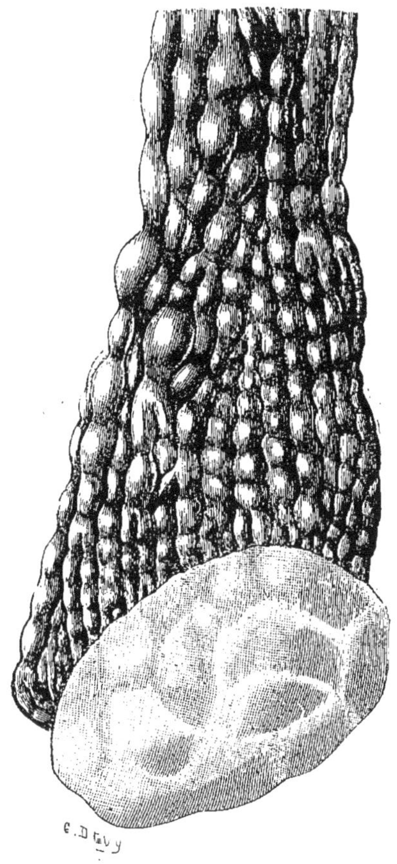

Fig. IX. — Lymphatiques de l'Ovaire (Adulte).

d'où ils émanent. Mais que dire de l'ovaire qui, avec un volume trois fois moindre, présente un système lymphatique beaucoup plus développé. Cette extrême abondance des lymphatiques dans les glandes séminales et particulièrement dans l'ovaire est un fait des plus remarquables. Les troncules, nés des réseaux périfolliculaires, convergent vers le hile de l'organe. Une seule piqûre dan ce hile, au bord même du tissu ovarien, remplit f cilement un riche plexus lymphatique, dont les vaisseaux contigus ne laissent pas apercevoir le plexus veineux sous-jacent. Peu à peu le plexus diminue de volume ; il se résume enfin en quatre, cinq ou six troncs lymphatiques qui prennent aussitôt une direction ascendante ; ces troncs, qui accompagnent les vaisseaux utéro-ovariens, passent avec eux, sous le péritoine, au-devant des vaisseaux iliaques primitifs ; plus haut ils passent au-devant de l'uretère et vont enfin se jeter, ceux du côté gauche dans deux ou trois ganglions placés au-devant de l'aorte, un peu au-dessous du hile rénal, ceux du côté droit dans un groupe ganglionnaire un peu moins élevé et placé au-devant de la veine cave (*Fig.* IV, 14 et 19).

J'ai déjà dit plus haut à quel niveau les lymphatiques ovariens s'anastomosent avec les lymphatiques utérins.

Je résume dans le schéma ci-contre (*Fig.* X) la disposition des lymphatiques des organes génitaux.

V. — DE LA CIRCULATION RÉTROGRADE DANS LE SYSTÈME LYMPHATIQUE.

Plusieurs fois il m'est arrivé, au cours de mes injections, de voir le mercure pénétrer des vaisseaux lymphatiques et cheminer dans ceux-ci contrairement au sens normal du courant indiqué par la direction des valvules. Je citerai deux exemples : il m'est arrivé, en piquant un des ganglions iliaques, de voir le mercure gagner les ganglions voisins au-dessus et *au-dessous* du ganglion piqué ; d'autre part, j'ai vu souvent, en injectant les gros troncs lymphatiques qui partent des cornes utérines, le mercure pénétrer les vaisseaux lymphatiques venus de l'ovaire, au niveau de leur anastomose avec ceux de l'utérus, et redescendre sur une longueur de plusieurs centimètres vers le hile ovarien.

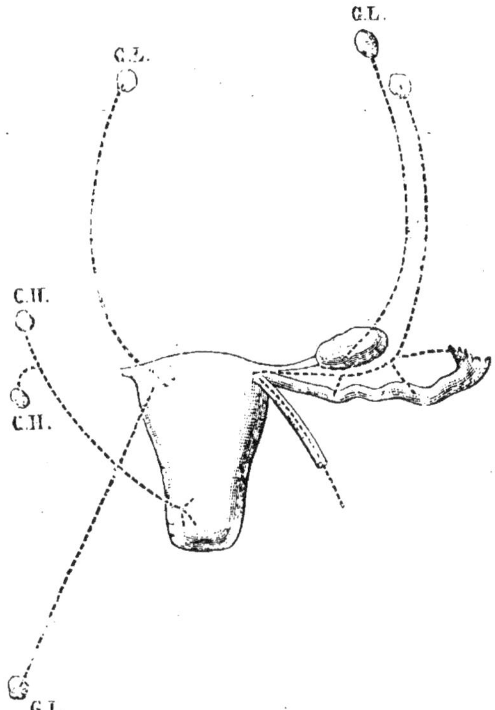

Fig. X. — Schéma résumant la disposition des Lymphatiques des organes génitaux de la Femme. — G. H. Ganglions recevant les lymphatiques du col et de la partie supérieure du vagin. — G. L. Ganglions lombaires recevant les lymphatiques de la moitié supérieure de l'utérus, de la trompe et de l'ovaire. — G. I. Ganglion inguinal recevant quelques lymphatiques venant du fond de l'utérus par le ligament rond.

Ces faits de circulation rétrograde dans le système lymphatique sont bien connus. Kruishank les avait notés ; et depuis, nombre d'auteurs les ont admis (Strauss, Recklinghausen, etc.). Sans doute, l'appareil valvulaire dans les lymphatiques n'est pas aussi complet que dans les veines. Ne savons-nous pas d'ailleurs, depuis les belles recherches de Bourceret, que, même dans les veines, la circulation rétrograde est possible lorsque ces vaisseaux ont été, au préalable, distendus par une injection. Si ce cours rétrograde dans les lymphatiques est possible sans l'artifice d'une injection préalable, que doit-il être sur le vivant et dans des lymphatiques distendus par la congestion ! Ainsi s'expliquent ces infections rétrogrades de proche en proche ou à distance, sur lesquels Troisier a rappelé l'attention dans ces derniers temps.

L'anatomie du système lymphatique est à peu près connue, depuis les beaux travaux de Mascagni et de Sappey ; lorsque sa physiologie sera achevée, les lymphatiques prendront, dans l'état normal et dans les états pathologiques, le grand rôle qui leur appartient et que Velpeau avait entrevu.

VI. — LYMPHATIQUES DES ADHÉRENCES ; — NÉOFORMATION DE RÉSEAUX LYMPHATIQUES ET DE TRONÇS LYMPHATIQUES DE GROS VOLUME ; — PHLEGMONS DU LIGAMENT LARGE ; — PELVI-PÉRITONITE.

Rien n'est plus fréquent que de rencontrer des adhérences plus ou moins larges, celluleuses, transparentes, unissant l'utérus aux parois de l'excavation pelvienne ou aux viscères voisins. J'ai examiné les organes génitaux sur plus de 300 sujets, d'âge avancé pour la plupart, il est vrai, et je puis certifier que l'utérus sain, c'est-à-dire dont la surface ne présente pas peu ou beaucoup de ces adhérences, vestiges d'inflammations antérieures, est une rareté, presque une exception. Les adhérences postérieures, allant de la trompe ou de la face postérieure de l'utérus, à l'ovaire, à la paroi pelvienne ou au rectum sont de beaucoup plus fréquentes que les adhérences antérieures. Si l'on veut bien se rappeler que la couche sous-endothéliale du péritoine utérin présente un très riche réseau lymphatique en communication avec les lymphatiques profonds de l'organe, on ne sera plus surpris de la fréquence des adhérences, étant donné qu'il n'est guère de femmes n'ayant pas subi, au cours de leur vie génitale, quelque inflammation intra-utérine. Je considère qu'une inflammation intra-utérine ne peut survenir sans que le péritoine utérin y prenne une part quelconque, grosse ou petite, puisque, je le répète, les lymphatiques de la couche sous-endothéliale du péritoine utérin communiquent avec les lymphatiques de l'utérus. Seule la muqueuse du col peut s'enflammer sans retentissement péritonéal; reste à savoir si l'inflammation peut rester limitée à la muqueuse du col. Je veux bien croire à ce que l'on appelle la métrite cervicale, si l'on entend par là que les lésions prédominent dans le col, mais je suis plus sceptique s'il s'agit d'une inflammation limitée exclusivement à la muqueuse du col.

Dans la plupart des cas, l'inflammation utérine étant modérée, le retentissement péritonéal est lui-même peu bruyant; souvent même il doit passer inaperçu, ne se traduisant que par la congestion et le bourgeonnement, la végétation de ces lymphatiques, si l'on veut me permettre cette expression dont je vais bientôt démontrer la justesse. Je ne pense pas que toutes les femmes à adhérences, c'est-à-dire la très grande majorité, aient présenté les signes de ce que la clinique décrit sous le nom de pelvi-péritonite. Mais je crois que, chez toutes, une inflammation lente, d'origine utérine, a occupé les lymphatiques séreux et déterminé leur bourgeonnement.

La plupart de ces adhérences ne présentent point de vaisseaux sanguins visibles à l'œil nu, et au microscope on n'en trouve qu'un petit nombre; quelques-unes même m'ont paru complètement dépourvues de ces vaisseaux sanguins. *Toutes, en revanche, sont presque uniquement composées d'un admirable réseau lymphatique qui n'est que le prolongement des réseaux du péritoine utérin.* Le fait ne peut être nié ; il est des plus faciles à démontrer. Si l'on vient à piquer très superficiellement un de ces utérus à adhérences, comme si l'on se proposait d'injecter les lymphatiques séreux, on réussira vite à injecter un petit territoire de ce réseau et l'on verra en même temps le mercure envahir les réseaux lymphatiques des adhérences et gagner par elles quelque gros tronc voisin placé sur le rectum ou la paroi pelvienne. Il m'est impossible de dépeindre la richesse des réseaux lymphatiques des adhérences ; lorsque le mercure les a envahis, l'adhérence devient un véritable tapis métallique ; et il serait difficile de trouver avec la pointe d'une épingle un point dépourvu de vaisseau lymphatique.

On ne peut alléguer que le mercure a fusé dans la trame celluleuse de l'adhérence : il n'y a pas à s'y tromper ; il s'agit bien, non d'une infiltration, mais de l'injection d'un réseau lymphatique ; le plus sceptique sera convaincu lorsqu'il verra le mercure, après avoir injecté tout ou partie de l'adhérence, s'engager dans un gros tronc lymphatique sur le rectum ou la paroi pelvienne et gagner un ganglion voisin.

J'ai répété cette injection bien des fois, toujours elle a réussi. Malheureusement ces préparations sont difficiles à conserver ; dès que la pièce vient à sécher, l'adhérence se ratatine, se rompt, et le mercure s'échappe.

J'ai cependant pu déposer au Musée Orfila une pièce de ce genre ; tous ceux qui voudront l'étudier la jugeront des plus démonstratives. Voici ce qu'elle montre : une large adhérence verticale, cloisonnant le cul-de-sac recto-utérin, va de la face postérieure de l'utérus au rectum ; cette adhérence est unique ; (les trompes, les ovaires étaient absolument sains) quelques lymphatiques superficiels, séreux, de la face postérieure de l'utérus sont injectés ; ils se continuent avec un réseau qui parcourt la partie inférieure de l'adhérence et va se jeter dans un gros tronc lymphatique qui serpente sur la paroi antérieure du rectum. Sur la pièce fraîche ce gros tronc allait aboutir à un ganglion placé sur les côtés du rectum au niveau de l'angle sacro-vertébral; je n'ai pu conserver le ganglion; ceux qui ont l'habitude des injections lymphatiques jugeront néanmoins que c'est bien ainsi et que la pièce est suffisamment démonstrative. D'ailleurs, à défaut de pièces sèches, qui gardent rarement leur valeur première, je puis et chacun peut faire instantanément des pièces humides qui ne laisseront place à aucun doute.

En conséquence de ces faits, je pense qu'il faut agrandir et beaucoup le rôle revenant aux lymphatiques dans un certain groupe des inflammations pelviennes.

L'inflammation du péritoine pelvien a ses degrés, variables suivant l'agent qui la produit. Entre la pelvipéritonite d'origine utérine, que Bernutz et Goupil ont si bien vue, et ces adhérences que tout le monde connaît, il n'y a sans doute qu'une différence de microbe et, dans les deux, c'est par la voie des lymphatiques séreux communiquant avec ceux de l'organe que l'inflammation se transmet des viscères à la séreuse enveloppante. Transmis à la séreuse péritonéale par les lymphatiques séreux, le virus y détermine des lésions aiguës ou subaiguës, suivant sa puissance.

Jusqu'ici la plupart des auteurs ont expliqué la transmission des inflammations utérines au péritoine par l'envahissement progressif des muqueuses utérine et tubaire. Si cette voie utéro-péritonéale, passant par la trompe, était la véritable voie de transmission des inflammations, on verrait les lésions de ces inflammations, ou leurs vestiges, prédominer autour de l'orifice péritonéal de la trompe, tandis qu'elles ont pour centre l'utérus.

Lymphangite utérine; abcès lymphangitiques,

adéno-phlegmons. — Tous les auteurs, ou à peu près tous, sont aujourd'hui d'accord pour attribuer aux lymphatiques le rôle principal dans les phlegmasies utérines survenues en dehors de l'état puerpéral.

La lymphangite utérine, en dehors de l'état puerpéral, admise et démontrée d'abord par Nonat et ses élèves, fut confirmée par les travaux de A. Guérin, Fiouppe, Auger, Dreyfus, etc..., qui mirent bien en évidence le retentissement de l'inflammation des lymphatiques sur le tissu cellulaire du bassin et des ganglions. Les travaux plus récents n'ont fait que confirmer en les étendant les conclusions de ceux que nous venons de citer.

Aujourd'hui la conviction est faite ; il n'est guère de gynécologue, si tant est qu'il en soit, qui ne considère l'infection et son transport par les lymphatiques utérins comme le facteur principal dans les inflammations pelviennes d'origine utérine, en dehors de l'état puerpéral.

Au fur et à mesure que le système lymphatique de l'organe a été mieux connu, en même temps que les rapports du système lymphatique avec le tissu cellulaire étaient mieux établis, les noms de lymphangite, de cellulite, de paramétrite, d'adéno-phlegmon, d'adéno-lymphite, d'adénite ont remplacé ceux de péritonite et de phlegmon.

On ne laisse pas que d'être fort surpris, lorsqu'on étudie les phases diverses de l'histoire des inflammations utérines et de leurs complications, du long temps qu'il a fallu pour que l'influence des lymphatiques dans la transmission des matières septiques pour la production d'inflammation dans les annexes et la séreuse fût bien et définitivement établie. Le système lymphatique n'est-il pas dans toute l'économie l'agent le plus actif d'absorption et la voie ordinaire des inflammations ; pourquoi les organes pelviens échapperaient-ils à cette loi générale ?

Pourquoi la plaie ou l'inflammation septique de

l'utérus ne donneraient-elles pas l'abcès angioleucitique et l'adénite, comme la piqûre ou l'inflammation septique de la main donnent l'abcès lymphatique du bras et l'adéno-phlegmon de l'aisselle, comme la gerçure du mamelon au contact de quelque virus donne l'abcès mammaire et l'adénite axillaire (la comparaison date, je crois, de 1867, et est de N. Guéneau de Mussy).

Mes recherches m'obligent à penser que, dans toutes les affections utérines et leurs complications, la lymphangite joue le rôle fondamental, soit que l'inflammation lente aboutisse à l'induration du tissu cellulaire (péri ou paramétrite), soit que, plus aiguë, elle donne lieu à l'abcès infiltré ou collecté dans le tissu cellulaire sous-péritonéal (abcès péri-utérin, phlegmon du ligament large, ou dans les ganglions (adénite ou adéno-phlegmon), soit enfin que, produite par un agent très septique, elle gagne les lymphatiques séreux et le péritoine par la voie que j'ai essayé de montrer (pelvi-péritonite).

Il n'est pas jusqu'aux déviations utérines qui ne doivent être, dans nombre de cas, rapportées à la lymphangite utérine, qui a formé les adhérences lymphatiques dont la mobilisation, la destruction, la disparition, ou mieux la reprise, sont, j'en suis convaincu, possibles.

Je ne veux plus ajouter qu'un mot à propos des abcès pelviens et de leur siège. Lucas-Championnière et d'autres ont insisté sur la sensation d'empâtement perçue au fond des culs-de-sac latéraux du vagin, sensation qui doit être rapportée à l'engorgement des pelotons de lymphatiques dilatés que l'on observe sur les côtés du col. J'ai dit qu'en ce point l'injection s'arrête d'ordinaire pendant un temps plus ou moins long avant de reprendre sa marche et que, si l'on n'a soin d'abaisser beaucoup la pression, la rupture des lymphatiques et l'infiltration du mercure dans le tissu cellulaire sous-péritonéal ne tardent pas à survenir. Il y a donc là un point de moindre résistance; au sortir du ferme tissu de l'utérus, les lymphatiques se dilatent et manquent de soutien au milieu du lâche tissu lamineux. Il me paraît logique de conclure que ce même point doit être fréquemment le lieu de formation, par un mécanisme analogue, des abcès péri-utérins de la lymphangite utérine. Les autopsies montrent alors le pus infiltré dans le tissu cellulaire sous-péritonéal gagnant la vessie et le rectum dans lequel l'abcès s'ouvrira d'ordinaire parce que la paroi de ces organes est moins résistante que celle du vagin.

Sur un des sujets qui ont servi à mes recherches, j'ai trouvé trois collections purulentes, parfaitement isolées, dans le bord pelvien du ligament large le long des lymphatiques venant du col utérin.

Lorsque l'injection, ayant dépassé sans rupture les plexus latéraux du col, a gagné les ganglions iliaques, elle ne va pas au delà : le ganglion se gonfle, crève, et le mercure, s'infiltrant dans le tissu cellulaire périganglionnaire, descend le long des vaisseaux iliaques vers le bassin et dans la fosse iliaque, réalisant les lésions de l'adénite et de la péri-adénite utérines que l'on relève dans nombre d'autopsies.

Je ne me dissimule pas combien est artificielle cette reproduction des lésions ordinaires de la lymphangite utérine; je ne puis cependant m'empêcher de remarquer une concordance frappante entre les résultats qu'elle donne et ceux des nombreuses autopsies dans lesquelles le siège de l'abcès est nettement indiqué. Quelles que soient les lésions produites par l'infection du système lymphatique utérin, cellulite ou pelvi-péritonite, un traitement énergiquement antiseptique de la cavité dans laquelle elles se ravitaillent, peut les arrêter. On voit alors leurs symptômes rétrocéder, comme on voit fréquemment l'œdème angioleucitique de la jambe et le bubon inguinal disparaître après le pansement antiseptique de la plaie du pied. Ces faits ont déjà été signalés par des chirurgiens : M. Potherat les rappelait dernièrement à la Société anatomique ; il ne rencontra qu'un contradicteur, et M. Cornil apporta, à l'appui de ces faits de guérison des symptômes péritonéaux par l'antisepsie utérine, une observation personnelle des plus probantes.

A propos du phlegmon du ligament large. — Les discussions, parfois très ardentes, sur ce point, n'ont pas encore pris fin. Il semble toutefois que le phlegmon essentiel du ligament large ne rencontre plus aujourd'hui grand nombre de partisans. Les travaux de M. A. Guérin n'ont pas peu contribué à ce résultat.

S'il m'est tout à fait impossible de partager les idées de M. A. Guérin sur la structure du ligament large, je n'en suis pas moins convaincu que ce chirurgien s'est fort rapproché de la vérité lorsqu'il a substitué l'adéno-phlegmon juxta-pubien, au phlegmon du ligament large.

Il s'agit bien en effet, à mon avis, dans les cas décrits sous le nom de phlegmons du ligament large, du retentissement d'une lésion utérine dans le système lymphatique de l'organe. Les lymphatiques enflammés peuvent provoquer l'inflammation tout le long de leur trajet et dans les ganglions iliaques auxquels ils aboutissent. Soit une plaie infectée d'un orteil, les ganglions inguinaux se prennent, mais aussi les lymphatiques qui s'y rendent, et l'on voit des traînées rougeâtres, de l'œdème, parfois même des abcès apparaître tout le long du trajet de ces vaisseaux. Quelle raison s'oppose à ce que les mêmes phénomènes se développent après une plaie utérine ? Pourquoi ce qui est vrai et nécessaire partout ailleurs dans l'économie, ne le serait-il pas dans le système utérin ? L'abondance des lymphatiques, la grosseur de leurs troncs, la laxité extrême du tissu cellulaire dans lequel ils cheminent, constituent autant de raisons pour le développement des abcès lymphangitiques et de l'adéno-phlegmon.

Je n'ai jamais rencontré le tissu fibreux très résistant, que M. Guérin appelle la charpente aponévrotique du ligament large, et je ne puis admettre avec lui que le ligament large soit « fermé de toutes parts par des aponévroses que tous les anatomistes connaissent ». J'ai toujours vu, au contraire, que les deux feuillets du ligament large (qui, soit dit en passant, n'ont pas la même hauteur, le postérieur étant plus large et surtout plus haut que l'antérieur), étaient séparables dans la plus grande partie de leur hauteur, et, qu'en d'autres termes, le ligament pouvait être assez facilement dédoublé. En fait, tout le long du bord inférieur et sur tout le bord externe du ligament large, les deux feuillets sont nettement séparés par le tissu cellulo-graisseux qui entoure les vaisseaux utérins tant sanguins que lymphatiques ; il en est de même sur le bord utérin du ligament où les sinuosités des vaisseaux utérins et de la grande anastomose lymphatique occupent l'espace prismatique et triangulaire qui sépare les deux feuillets du ligament. Ainsi amorcé sur trois bords, le dédoublement du ligament large s'obtient facilement par le seul effort des doigts, sans le secours d'aucun instrument et sans grande peine. Il n'y a guère qu'au niveau du bord supérieur, là où le ligament se divise en trois ailerons, que le dédoublement ne puisse être complètement obtenu ; encore peut-on, sans trop de peine, relever le feuillet antérieur jusqu'au ligament rond, mais le dédoublement de l'aileron de la trompe est plus difficile.

Si l'on ajoute que le tissu cellulaire à larges mailles qui entoure les vaisseaux sanguins et lymphatiques logés dans trois des bords du ligament se prolonge, en s'amincissant, sous forme d'une lame cellulaire, entre les deux feuillets, on voit qu'il ne reste pas grand chose de la charpente aponévrotique fermant à la suppuration l'entrée des ligaments larges. Et de fait, il n'est point rare de trouver les deux feuillets du ligament séparés par une couche de pus. Donc l'abcès situé entre les deux feuillets du ligament large est possible. Je l'ai pour ma part rencontré un certain nombre de fois, au cours de mes recherches ; et ayant lu avec soin les observations de phlegmon du ligament large, j'ai fortifié ma conviction que l'abcès était possible. De beaux exemples en ont été montrés à la Société anatomique par M. Delbet. Seulement, dans tous les cas que j'ai observés, et dans presque tous ceux dont j'ai lu la relation détaillée, j'ai pu m'assurer que la collection purulente occupait surtout l'un des bords du ligament et n'avait envahi celui-ci que consécutivement, par extension, en le dédoublant. Le plus ordinairement la collection purulente a son siège principal sur le bord inférieur du ligament, le long des vaisseaux sanguins et lymphatiques, ou sur le bord externe, le long des mêmes vaisseaux ou autour des ganglions lymphatiques situés autour du tronc et des branches de l'hypogastrique ; je pense que l'interprétation qu'il faut donner de ces faits est la suivante : autour d'un vaisseau sanguin ou lymphatique (plutôt lymphatique que sanguin) le tissu cellulaire s'enflamme et suppure, et l'abcès s'étend sous le péritoine pelvien ou entre les deux feuillets du ligament large ; ou encore l'adéno-phlegmon des ganglions situés à la partie supérieure du bord externe de ce ligament suppure et l'abcès s'étendant dédouble le ligament sur une étendue plus ou moins grande. En d'autres termes, les ligaments larges peuvent être envahis et dédoublés par une inflammation suppurative ayant pris naissance dans les vaisseaux ou dans les ganglions placés le long du bord externe, sur la paroi pelvienne qui occupe l'insterstice de leurs bords, mais ils ne sont point, primitivement, le siège de l'inflammation.

La structure même du ligament s'oppose, en vertu des lois de la pathologie générale, à ce qu'il puisse être primitivement le siège de la suppuration, dans sa partie centrale. Là, en effet, il n'y a que deux feuillets péritonéaux, doublés d'une mince couche musculaire et séparés par une lame fort mince de tissu cellulaire ; point de gros vaisseaux sanguins, *point de troncs lymphatiques*, ceux-ci suivant les bords inférieur et supérieur du ligament.

Je me résumerai volontiers en ces termes : des phegmons et abcès angioleucitiques, consécutifs à une inflammation utérine ou vaginale, se développent parfois dans les bords des ligaments larges qu'ils envahissent sur une plus ou moins grande étendue, mais ils n'occupent jamais, primitivement, la partie centrale de ce ligament ; le terme de phlegmon du ligament large doit disparaître parce qu'il ne répond pas à une affection autonome.

Je ne saurais accepter sur le phlegmon du ligament large la théorie émise récemment par M. Terrillon à la Société de Chirurgie (séance du 26 décembre 1888) : « Ce phlegmon, dit l'habile chirurgien de la Salpêtrière, est le résultat de l'inflammation primitive des organes qu'entoure le tissu cellulaire du ligament large, c'est-à-dire de la trompe, au même titre que l'épididymite est la cause de l'induration inflammatoire du scrotum. Quant à la suppuration du ligament large, elle est extrêmement rare ; je puis affirmer que les abcès du bassin que j'ai ouverts et enlevés jusqu'à ce jour en assez grand nombre étaient tous situés dans des cavités artificielles environnantes et formées des adhérences péritonéales, il s'agissait alors d'une pelvi-péritonite suppurée. » Toutefois, M. Terrillon concède qu'il n'est pas impossible qu'une suppuration s'établisse dans le tissu cellulaire enflammé, mais que c'est là une exception extrêmement rare qui ne constitue qu'un fait secondaire à la suppuration primitive de la trompe.

Tous les faits que j'ai observés vont à l'encontre de

cette opinion. Les abcès angioleucitiques du ligament large, ceux que M. Trélat appelle *foyers de paramétrite purulente* ou *abcès paramétritiques* siègent autour du col de l'utérus, dans la base ou bord pelvien du ligament large ; ils n'ont aucun rapport avec la trompe dont ils restent séparés par toute la hauteur du ligament large ; ils sont consécutifs à une lésion infectieuse du col ; ils sont abordables par l'incision iliaque et la voie sous-péritonéale.

Ces infiltrations œdémateuses, puis purulentes, du tissu cellulaire sous-péritonéal, ayant leur point de départ dans l'inflammation des lymphatiques utérins, s'étendent en avant vers le pubis et la paroi abdominale, en arrière vers le rectum, en dehors vers la fosse iliaque; à la palpation elles donnent la sensation *de plastron*, dur, régulier. Abandonnées à elles-mêmes, elles deviennent les collections purulentes du bassin, à foyers multiples, s'ouvrant ultérieurement dans le rectum, le vagin, à l'ombilic ou à l'aine.

Les thèses, les mémoires sur les suppurations du petit bassin présentent en grand nombre ces exemples de *cellulite pelvienne*, pour employer le mot actuel. Tous les chirurgiens ont eu l'occasion d'évacuer de ces abcès pelviens par l'incision parallèle à l'arcade de Fallope et en suivant la voie sous-péritonéale.

Tout récemment M. Terrillon a présenté, à la Société anatomique, une pièce dans laquelle l'ovaire et la trompe, renversés en avant et en contact avec la paroi abdominale, donnaient lieu à la sensation de plastron ; et, ayant rencontré cinq fois des faits semblables, il en a conclu que « c'était là une preuve que le plastron abdominal est presque toujours dû à la présence à ce niveau de la trompe ou de l'ovaire entourés par des fausses membranes péritonéales et aussi par l'épiploon qui leur adhère. » Je pense, m'appuyant sur de nombreux examens anatomiques, que ces faits, loin d'être la règle, sont l'exception, et qu'il ne faut pas chercher à la sensation de plastron d'autre cause que cette infiltration du tissu cellulaire sous-péritonéal, remontant le long de la paroi abdominale, que tous les anatomo-pathologistes ont vue et décrite.

VI. — PATHOGÉNIE DES SALPINGITES ET DES OVARITES SUPPURÉES.

J'ai indiqué plus haut le rôle probable des lymphatiques utérins dans les inflammations péri-utérines du tissu cellulaire pelvien, et révélé, je crois, un nouveau mode de propagation de ces inflammations au péritoine du petit bassin par l'intermédiaire des lymphatiques du péritoine utérin. Tout récemment la pathogénie des salpingites est venue à l'ordre du jour de la Société de Chirurgie, à propos d'une communication de M. Routier. Deux théories se sont trouvées en présence : la théorie, généralement admise, d'une propagation de proche en proche, jusqu'à la muqueuse tubaire, d'une inflammation quelconque partie de la muqueuse utérine, a été fort malmenée par M. Lucas-Championnière qui a tenté de lui substituer la théorie d'une lymphangite utérine déterminant secondairement les lésions de la salpingite et de l'ovarite. M. Quénu a scientifiquement combattu pour l'ancienne théorie de la propagation de muqueuse à muqueuse à laquelle MM. Terrier, Terrillon, Trélat et Routier se sont également ralliés. Cependant leurs arguments n'ont point entraîné la conviction de M. Lucas-Championnière qui persiste à trouver enfantine une théorie qui repose cependant sur l'observation et l'anatomie vraie, pour la remplacer par une autre basée sur des erreurs anatomiques (Voir *Fig.* III).

« Sur les femmes en couches, dit M. Lucas-Championnière (Société de Chirurgie, séance du 2 janvier), il existe des réseaux de volumineux lymphatiques qui, nés dans la région du col, viennent ramper sur le pourtour de la trompe et s'abouchent à ce niveau avec des vaisseaux provenant de l'ovaire. »

J'ai suffisamment décrit et figuré le trajet des lymphatiques partis du col utérin pour qu'il ne puisse sub-

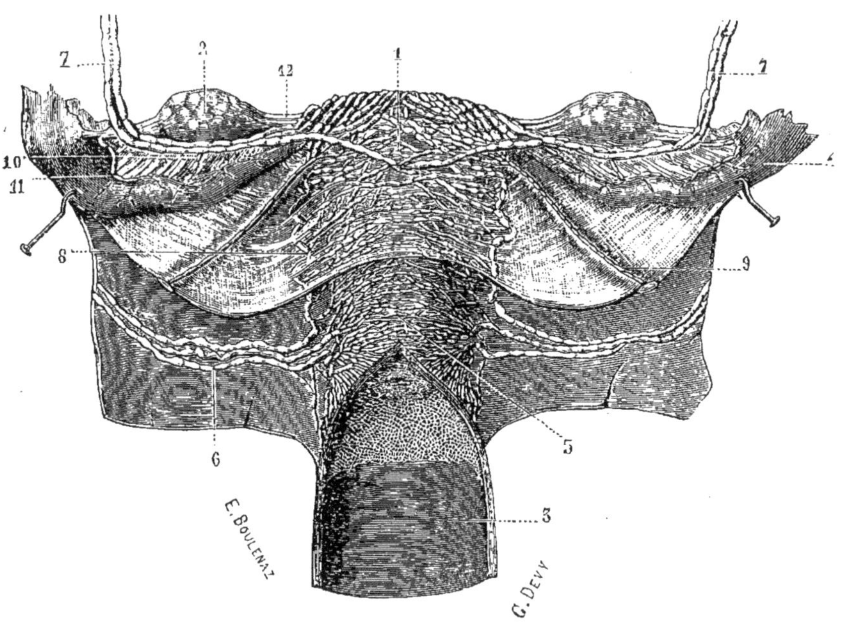

Fig. XI. — Vaisseaux lymphatiques de l'utérus. — 1. Lymphatiques venant du corps et du fond de l'utérus. — 2. Ovaire. — 3. Vagin. — 4. Trompe — 5. Lymphatiques venant du col utérin. — 6. Vaisseaux lymphatiques venant du col utérin et se rendant aux ganglions iliaques. — 7. Vaisseaux lymphatiques, venant du corps et du fond de l'utérus et se rendant aux ganglions lombaires. — 8. Grande anastomose unissant les vaisseaux du col et du corps utérin. — 9. Petit vaisseau lymphatique situé dans le ligament rond et se rendant aux ganglions inguinaux. — 10, 11. Vaisseaux lymphatiques de la trompe allant se jeter dans les gros vaisseaux lymphatiques, nés du corps utérin. — 12. Ligament de l'ovaire.

sister aucun doute sur leur trajet. Or, il est facile de voir qu'aucun d'eux n'affecte le trajet que M. Lucas-Championnière leur fait suivre ; ils suivent la base du ligament large pour aller aux ganglions iliaques. Je ne pense pas que la grossesse modifie le nombre ou le trajet des gros troncs lymphatiques venus du col ou du fond de l'utérus ; nous en avons d'ailleurs pour garant l'admirable planche dans laquelle Mascagni montre que ces vaisseaux restent, pendant la grossesse, ce qu'ils sont en dehors de l'état de gestation.

Ces lymphatiques s'anastomosent, il est vrai, avec les troncs lymphatiques venus du corps et du fond de l'utérus; mais ces derniers eux-mêmes se tiennent à distance de la trompe puisqu'ils suivent la base de l'aileron ovarien. Fait intéressant à noter: les lésions de la salpingite prédominent ou paraissent prédominer sur la partie la plus large du conduit tubaire ; or, au niveau de l'angle utérin, au moment où les troncs supérieurs se dégagent de l'utérus, ils sont au contact de la trompe qui prend aussi son origine à l'angle utérin ; plus loin ces lymphatiques sont séparés du reste de la trompe par toute la hauteur de l'aileron moyen ; et c'est précisément cette dernière partie de la trompe, la plus éloignée des gros troncs lymphatiques, qui s'emflammerait à l'exclusion de la partie retrécie, la plus rapprochée des mêmes lymphatiques.

Je pense que M. Lucas-Championnière est encore dans l'erreur lorsqu'il parle de « l'abouchement à plein canal » des lymphatiques utérins et ovariens au niveau du plexus sous-ovarique. Je n'ai jamais rien vu de tel et j'ai dit plus haut à quel point, très éloigné de l'ovaire, s'établissait cette communication.

On peut aussi affirmer que si ces gros troncs lymphatiques étaient la voie d'infection des ovaro-salpingites purulentes, on n'observerait point celles-ci sans observer concomitamment l'adénite suppurée des ganglions lombaires qui reçoivent directement la lymphe des troncs utérins supérieurs; or, je ne connais aucun cas dans lequel pareille complication ait été signalée. Force est donc, à mon sens, et en l'état actuel de nos connaissances anatomiques, de conclure en faveur de la théorie muqueuse, au moins pour un certain nombre de cas.

Si les lymphatiques jouent un rôle dans la transmission à la trompe des inflammations utérines (ce qui est certainement vrai pour une autre catégorie de salpingites), ce n'est certes pas par le voisinage des gros troncs lymphatiques qui restent à distance de la trompe, mais bien par ce fait que les petits troncs lymphatiques venus de la trompe se rendent dans les gros troncs nés de la partie supérieure de l'utérus (Voir *Figure* III). Peut-être, j'allais dire sans doute, lorsque le réseau des lymphatiques du péritoine utérin sera mieux connu, devra-t-on lui accorder un rôle important dans la pathogénie de ces salpingites.

Ovarites suppurées. — J'ai donné plus haut les raisons pour lesquelles il me paraît impossible d'admettre que les inflammations utérines se propagent à la trompe par le fait du voisinage de celle-ci avec les gros troncs lymphatiques utérins : la principale de ces raisons est que la trompe reste toujours à 2 ou 3 centimètres de ces gros troncs, distance suffisante pour que la salpingite par contact avec des lymphatiques utérins enflammés soit difficilement admissible.

Pour l'ovaire, les conditions sont bien différentes ; en effet, que l'on regarde la *Figure* III et l'on verra que les gros troncs lymphatiques venus du fond de l'utérus passent au-dessous du bord adhérent de l'ovaire et sont *en contact* avec les lymphatiques énormes qui sortent de cet organe ; tous les auteurs ajoutent que les lymphatiques utérins et ovariens s'anastomosent largement à ce niveau. Je ne pense pas que ces anastomoses, que tous disent si larges, existent en ce point ; ayant toujours vu le mercure filer dans les lymphatiques utérins sans gagner le plexus ovarien et ne pénétrer les lymphatiques ovariens qu'au niveau de l'anastomose lombaire que j'ai longuement décrite parce qu'elle est constante. Cependant, je ne voudrais pas nier d'une façon absolue que cette anastomose au niveau du bord adhérent de l'ovaire puisse exister dans quelques cas; je dis seulement que je ne l'ai jamais vue, bien que mes recherches aient porté sur un très grand nombre de sujets. La chose, d'ailleurs, n'est pas, au point de vue qui nous préoccupe, d'une grande importance: lymphatiques utérins et ovariens sont au contact à ce niveau et l'on comprend qu'une inflammation puisse se propager des premiers aux seconds à travers la paroi fort mince des vaisseaux contigus.

Cette théorie est fort séduisante; elle rendrait compte de ces cas si nombreux dans lesquels, à la suite d'une infection utérine, puerpérale d'ordinaire, l'ovaire suppure et se transforme en une véritable coque purulente, alors que la trompe reste indemne de toute altération. Tous les chirurgiens ont opéré de ces cas dans lesquels une trompe saine, ou à peine rougeâtre, s'enroule autour d'un ovaire en suppuration.

Cependant deux objections se présentent : si les gros troncs lymphatiques qui côtoient l'ovaire, contigus aux lymphatiques propres de l'organe, sont la voie de propagation de ces inflammations suppuratives, comment se fait-il que l'on n'observe qu'à titre d'exception très rare la suppuration des ganglions lombaires dans lesquels ces lymphatiques se rendent. Ces ganglions devraient suppurer avant l'ovaire puisqu'ils reçoivent directement la lymphe infectée.

Et puis, ce que l'on trouve dans ces cas, ce n'est point une suppuration dans le bord adhérent de l'ovaire, ni dans son cordon, là où sont les lymphatiques si nombreux et si gros de l'organe, ainsi qu'il arriverait si du pus avait été versé par contact ou par anastomose dans ces lymphatiques; ce que l'on trouve, c'est un ovaire transformé en coque purulente épaisse, *adhérent*, formant une tumeur arrondie que l'on a beaucoup de peine à dégager et qui crève parfois au cours de l'opération. Qui donc a observé concomitamment l'adénophlegmon lombaire? Serait-il passé inaperçu, par défaut de recherches ? Point, car la plupart des opérées ont guéri sans complication. Ajoutons encore que ces ovarites suppurées ne se développent souvent que très longtemps après l'infection utérine.

Lorsqu'une infection utérine se propage par les lymphatiques, les lymphatiques utérins sont les premiers pris, et sur tout leur trajet ; on trouve du pus tout le long de ces lymphatiques et dans les ganglions auxquels ils se rendent. Pourquoi un arrêt dans l'ovaire qui n'est pas sur leur trajet direct ?

Je crois que ces objections, que je pourrais développer, ne seront pas trouvées sans valeur et qu'il convient de réfléchir avant d'admettre la théorie, très séduisante d'ailleurs, de la propagation à l'ovaire des inflammations utérines par les gros troncs lymphatiques.

Le rôle, que ne remplissent pas les gros troncs lymphatiques utérins, peut-il être joué par les lymphatiques péritonéaux ou par les lymphatiques si nombreux des adhérences qui entourent et fixent l'ovaire ? Je ne sais pas. Peut-être aussi les adhérences n'agissent-elles qu'en fixant l'ovaire et la trompe dans des positions anormales, empêchant le fonctionnement de l'organe, altérant sa constitution anatomique et le prédisposant ainsi à la réception d'un germe infectieux.

Ayant beaucoup étudié le système lymphatique des organes génitaux de la femme, j'ai pu rectifier un certain nombre d'erreurs et signaler quelques faits nouveaux. Je pense que les lésions de ce système dominent la pathogénie de la plupart des affections inflammatoires de l'utérus et de ses annexes parmi lesquelles je comprends le péritoine utérin. Dans ces affections, il en est dont la pathogénie peut être rationnellement et anatomiquement expliquée : tels les phlegmons et abcès péri-utérins, les adéno-phlegmons iliaques et lombaires, et la pelvi-péritonite. Mais il en est d'autres dont le mode pathogénique, plus complexe, nous échappe encore. Trancher une question, n'est pas la résoudre. La lumière se fera lorsque, mieux instruits des faits de l'anatomie exacte, nous aurons recueilli et analysé un nombre suffisant de bonnes observations.

RF

PARIS. — IMP. V. GOUPY ET JOURDAN, RUE DE RENNES, 71.

274

www.ingramcontent.com/pod-product-compliance
Ingram Content Group UK Ltd.
Pitfield, Milton Keynes, MK11 3LW, UK
UKHW012250240726
13966UKWH00004B/1371